CONTRIBUTION A L'ÉTUDE

DE

L'INFECTION TUBERCULEUSE

PAR LA VOIE NASALE

(Recherches bactériologiques et cliniques)

PAR

Le Docteur G. LIARAS

EX-INTERNE DES HÔPITAUX DE BORDEAUX — EX-1ᵉʳ INTERNE A L'HÔPITAL SAINT-ANDRÉ
LAURÉAT *quater* DES HÔPITAUX
MEMBRE ET LAURÉAT *bis* DE LA SOCIÉTÉ D'ANATOMIE DE BORDEAUX

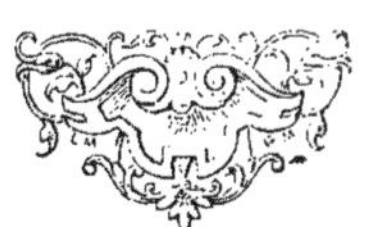

1899

O. DOIN, ÉDITEUR
8 — Place de l'Odéon — 8
PARIS

E. FÉRET, ÉDITEUR
15 — Cours de l'Intendance — 15
BORDEAUX

CONTRIBUTION A L'ÉTUDE

DE

L'INFECTION TUBERCULEUSE

PAR LA VOIE NASALE

(Recherches bactériologiques et cliniques)

PAR

Le Docteur G. LIARAS

EX-INTERNE DES HÔPITAUX DE BORDEAUX — EX-1ᵉʳ INTERNE A L'HÔPITAL SAINT-ANDRÉ

LAURÉAT *quater* DES HÔPITAUX

MEMBRE ET LAURÉAT *bis* DE LA SOCIÉTÉ D'ANATOMIE DE BORDEAUX

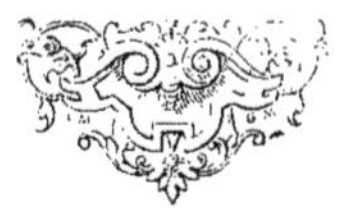

1899

<table>
<tr><td>O. DOIN, ÉDITEUR</td><td>E. FÉRET, ÉDITEUR</td></tr>
<tr><td>8 — Place de l'Odéon — 8</td><td>15 — Cours de l'Intendance — 15</td></tr>
<tr><td>PARIS</td><td>BORDEAUX</td></tr>
</table>

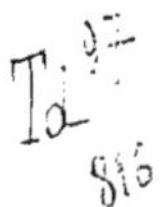

AVANT-PROPOS

Depuis un certain nombre d'années, la question de l'hérédité en matière d'infection tuberculeuse paraît rejetée au second plan; on a, au contraire, une tendance marquée à accorder la première place à la contagion. Il nous a paru intéressant et tout d'actualité de faire quelques recherches du côté des fosses nasales, d'étudier comment le nez qui est, à l'état normal, une défense de l'organisme se comporte dans l'infection tuberculeuse.

Nous n'avons pas la prétention d'avoir traité la question dans tous ses détails. Au contraire, nous l'avons, de propos délibéré, limitée, et nous n'avons envisagé que deux points de vue : le côté clinique et le côté bactériologique. Cette étude pourrait être reprise surtout en s'aidant de l'anatomie pathologique qui, pour une partie du sujet, donnerait peut-être des notions plus précises que la bactériologie. D'autre part, nous avons absolument restreint notre expérimentation à l'homme : il eût été intéressant de l'étendre aux animaux ; la question y aurait beaucoup gagné et nous ne nous serions pas heurté à certaines difficultés qui nous ont souvent arrêté.

C'est sous l'inspiration de nos deux maîtres MM. Ferré et Moure que nous avons entrepris notre thèse inaugurale, en usant des ressources offertes par le laboratoire de médecine expérimentale de la Faculté et des éléments puisés à la Clinique rhinologique.

Nous avons divisé notre travail en cinq chapitres :

Dans le premier, nous avons fait l'historique de la bactériologie des fosses nasales.

Nous avons cherché, dans le second, à nous rendre compte dans quelle mesure le nez, à son état normal, est une défense de l'organisme contre l'infection microbienne.

Le troisième relate les recberches par lesquelles nous avons essayé de vérifier les résultats de Straus, qui avait trouvé le bacille tuberculeux à l'état virulent dans les fossés nasales de gens vivant dans un milieu de bacillaires.

Nous avons fait et rapporté dans notre quatrième partie une autre série de recherches du bacille tuberculeux dans certains coryzas que l'on avait toute raison de croire tuberculeux.

Enfin, puisque le nez normal est une défense de l'organisme contre l'invasion microbienne par la voie aérienne, on aurait pu croire, *a priori* et même en s'appuyant sur certaines remarques cliniques, que l'altération de la muqueuse, son atrophie combinée à l'élargissement des fosses nasales pouvait prédisposer à l'infection tuberculeuse par inhalation.

Par des études statistiques, nous essayons dans la dernière partie de notre travail de contrôler l'exactitude de cette hypothèse.

Pour nos recherches, M. le Prof. Ferré nous a accordé la plus large hospitalité dans son laboratoire de la Faculté : il nous a témoigné beaucoup de bienveillance et guidé de ses conseils, nous aurions souhaité faire un travail intéressant et digne de son patronage. Il veut bien nous faire l'honneur de présider notre soutenance de thèse. Nous le remercions du fond du cœur de tout ce qu'il a fait pour nous.

Les éléments de la partie clinique de notre thèse ont été pris dans le service rhinologique de la Faculté sous la direction de notre excellent maître M. le Dr Moure dont nous suivons depuis plusieurs années l'enseignement si complet. Lui aussi nous a ouvert depuis longtemps l'accès de son service de clinique. Nous ne pouvons ici le remercier comme nous devrions de tout ce qu'il a fait pour nous, car il a bien d'autres titres à notre profonde reconnaissance.

M. le Dr Mandillon et M. le Prof. Piéchaud dont nous avons

été l'interne, ont été pour nous plus que des chefs de service bienveillants, ils nous ont toujours donné d'excellents conseils et nous les avons acceptés avec d'autant plus de gratitude que, fruit de leur expérience, ils nous étaient dictés par leur cœur.

A M. le Dr Dudon, auprès duquel nous avons fait notre première année d'internat en chirurgie, nous adressons l'expression respectueuse de notre reconnaissance pour la sympathie qu'il nous a témoignée et continue à nous témoigner.

Nous avons été dans un temps éloigné déjà l'externe de MM. les Prof. Picot et Demons ; nous n'avons oublié ni leurs excellentes leçons, ni la bienveillance qu'il ont toujours eue pour nous. Nous les remercions très sincèrement.

M. le Dr Bitot nous a préparé au concours de l'internat il y a déjà plusieurs années : nous lui adressons nos meilleurs remerciements.

Dans ce milieu de l'internat où nous avons vécu cinq années trop courtes, nous avons rejoint notre vieil ami le Dr Brindel, aujourd'hui aide de clinique laryngologique. Nous l'avons suivi chez notre maître M. Moure et nous avons souvent soumis sa vieille amitié à l'épreuve. Elle ne s'est pas démentie et nous lui en conservons une vive reconnaissance.

Nous allons quitter nos camarades internes des hôpitaux de Bordeaux. Nous nous rattachons par notre ancienneté à des générations déjà dispersées dans la vie. A ceux qui nous ont précédé, auprès desquels nous nous sommes créé de bonnes amitiés, nous adressons notre meilleur souvenir. A ceux qui restent après nous, nous disons nos regrets de les quitter.

A MM. le Dr Bousquet, médecin résidant, et Soulard, pharmacien adjoint des hôpitaux, nous témoignons le vif regret que nous avons de rompre brusquement cette intimité dans laquelle nous étions si heureux de vivre dans l'hôpital Saint-André.

Merci, enfin, à nos collaborateurs de la dernière heure : MM. Martin, Buard, Dupond, Arzac, Lafont.

CHAPITRE PREMIER

HISTORIQUE

L'histoire de l'étude bactériologique des fosses nasales remonte vraisemblablement à Hueter qui, en 1873, dans *Allg. chirurgie* parle de corpuscules rencontrés par lui dans le coryza aigu et auxquels il faudrait attribuer la genèse de ce processus irritatif. Trois ans après, Frœnkel déclare dans son article sur le coryza (*Encyclopedie Ziemssen)* qu'il existe à la surface des cellules un grand nombre de ces petits éléments, appelés généralement microcoques, dont il est si souvent question depuis quelque temps. En 1881, Herzog (*Wiener med. Press.*, 1881, n° 29) trouve quantité de bacilles et de microcoques dans les sécrétions normales ou pathologiques du nez. Eugène Frœnkel, en revanche (*Wirchow's Arch.* n° 90), dit n'en avoir pas trouvé dans le nez sain. Plus tard B. Frœnkel (*Berlin. klin. Woch.* 1886) rencontre dans le pharynx normal le staphylocoque pyogène et un microbe que Strauch et Hack avaient trouvé dans le naso-pharynx. Ni Hajek (*Berlin. klin. Woch.*, n° 33, 1888), ni Lœwenberg (*Deutsch. med. Woch.*, n°ˢ 1 et 2, 1885) n'ont observé d'autre part la présence de micro-organismes constants ou abondants dans le mucus nasal normal. De plus, récemment, Lœwenberg a confirmé à Thomson et Hewlett sa façon de voir au sujet de la rareté des microbes du mucus nasal. En 1887, Reimann décrit, *in Inaug. dissert. Wurtzbourg,* deux formes où il les rencontre presque toujours.

Dès 1888, Wright, dans un article du *New-York med. journ.* du 27 juillet 1889, examine les diverses sécrétions de 10 nez sains et trouve diverses formes parmi lesquelles se rencontre le plus fréquemment le staphylocoque doré. Besser (*Beitrage zür path. Anatomie,* n° 6, 1889, p. 359) isole un très grand nombre d'éléments de chaque variété dans le nez et en conclut qu'ils s'y multiplient. Ses examens concernent 80 nez sains.

Shubert rapporte, dans le *Berl. klin. Woch.,* n° 39, 1889, un cas où les fosses nasales contenaient du mycelium en masse. Deletti (*Archivio italiano di laringologia,* oct. 1891) obtient par des cultures, dans l'examen de trois fosses nasales normales, des microcoques, des tétragènes, des staphylocoques, des streptocoques.

En 1890, au Congrès de Kiel, Paulsen déclare avoir trouvé avec Besser, dans le nez sain et dans le coryza aigu, de nombreux microbes parmi lesquels aucun ne peut être considéré comme spécifique. Straus en 1894, dans les *Archives de médecine expérimentale,* relate le résultat de ses inoculations, à des cobayes, du produit de frottement des fosses nasales chez des sujets sains habitant un milieu spécial. Il établit qu'un certain nombre d'entre eux possédaient le bacille tuberculeux à l'état virulent.

Avec Wurtz et Lermoyez nous arrivons à la conception ferme que la fosse nasale est un filtre; si le filtre est normal, le micro-organisme qui y pénètre n'en sort pas vivant. Ces auteurs attribuent en effet au mucus du nez sain un pouvoir bactéricide bien accusé. Voici la marche de leurs expériences. Ils se procurent du mucus nasal du nez normal au moyen de petits tampons de ouate stérilisée qu'ils laissent en place jusqu'à imbibition complète de sécrétion nasale. « Ce mucus ainsi recueilli, nous l'avons employé, disent les auteurs, soit à l'état naturel, soit après l'avoir stérilisé par le procédé de Tyndal. La tyndallisation n'altère en rien ses propriétés; tout au plus, elle le rend un peu plus fluide et légèrement plus alcalin. Les résultats obtenus par nous avec le mucus naturel et le mucus tyndallisé ont été jusqu'ici absolument identiques.

» C'est qu'en effet si l'on a soin d'en rejeter les premières gouttes qui ont balayé le nez, le mucus nasal que l'on obtient par l'excitation d'une pituitaire saine ne contient généralement pas de microbes. Nous avons maintes fois vérifié ce fait qui est en opposition flagrante avec l'idée qu'on se fait ordinairement sur la richesse de la flore bactérienne des fosses nasales. »

Wurtz et Lermoyez ensemencent ensuite le mucus avec du bouillon de culture de charbon virulent et le placent dans l'étuve pendant des périodes variant de quelques heures à trois semaines. Aucune colonie de charbon ne pousse sur des cultures de gélatine provenant de ces tubes. Des cobayes inoculés demeurèrent indemnes. D'où « il résulte que le mucus nasal humain jouit vis à vis du B. anthracis d'un pouvoir bactéricide considérable ». On relève, en outre, dans le travail de ces auteurs, les affirmations suivantes : « Dans une série d'expériences analogues, nous avons étudié le pouvoir bactéricide du mucus nasal sur d'autres microbes, staphylococcus aureus, streptococcus pyogenes, coli-bacille, etc., etc. Nous nous réservons d'y revenir prochainement, dès maintenant nous pouvons dire que l'action du mucus nasal s'exerce très inégalement sur les différents agents pathogènes ; il ne nous semble pas avoir sur plusieurs d'entre eux un pouvoir bactéricide aussi énergique que vis à vis de la bactéridie charbonneuse ; néanmoins sur tous ou presque tous son action s'exerce dans le même sens ; l'intensité de ses effets varie. »

Rapprochons de suite des expériences des deux maîtres celles de leur élève Piaget, qui dans sa thèse inaugurale (1896, Paris) aboutit aux conclusions suivantes :

1° Comme toutes les cavités naturelles communiquent largement avec l'extérieur, le nez renferme des microbes. Mais on les rencontre surtout dans les points où vient se briser le courant d'air inspiré, c'est-à-dire dans le vestibule, sur la partie antérieure de la cloison, sur le cornet inférieur et la tête du cornet moyen.

2° Si l'examen bactériologique des fosses nasales décèle la présence de ces microbes dans le vestibule et le quart antérieur du nez, par contre, jamais en nous servant du speculum de Zaufal nous n'en avons rencontré dans la partie profonde, ou du moins nos cultures sont toujours restées stériles.

3° L'ensemencement du mucus nasal recueilli sur la pituitaire des animaux (lapins, cobayes, chiens) paraît donner des résultats identiques.

4° On peut dire que la cavité nasale proprement dite est normalement aseptique.

5° Différentes causes contribuent à cette asepsie : la structure intérieure du nez, l'action de l'épithélium cilié de la muqueuse nasale, et surtout le pouvoir bactéricide du mucus nasal.

6° Comme la plupart des phénomènes d'ordre biologique, cette action bactéricide présente des variations d'intensité. Elle est absolue pour la bactéridie charbonneuse; très intense pour le bacille de Lœffler. Elle s'exerce enfin mais avec une intensité moindre sur d'autres microbes (staphylocoque, streptocoque, coli, bacille pyocyanique, Eberth).

7° Ces faits expliquent, d'une part, l'innocuité des opérations intra-nasales et, d'autre part, les conséquences parfois si graves de l'obstruction nasale.

Dans le courant de son travail, Piaget établit que l'arrière-cavité des fosses nasales est dépourvue de microbes.

Reprenons l'ordre chronologique. L'opinion de Wurtz et Lermoyez, à l'époque où elle a été émise, est loin d'être universelle ; Claisse, en 1893, dans sa thèse inaugurale, écrit que l'arbre bronchique peut être assimilé à un système de canaux à direction descendante, de régime normalement aseptique, s'abouchant par sa grosse extrémité avec un système cavitaire (pharynx, bouche, nez), normalement septique.

D'autre part, dans une leçon faite à la Faculté, Vidal dit

également : « En raison de la richesse de leur flore microbienne, on peut dire que le nez et la bouche sont pour les
maladies des voies respiratoires les antichambres de l'infection » (*Presse médicale*, 1895, nº 56).

En 1895, *in Med. chirurg. trans.*, vol. LXXVIII, 1895, Thomson et Hewlet rapportent le résultat de leurs examens du
mucus du nez normal : sur 76 cultures faites avec du mucus
nasal puisé au delà du vestibule, 64 restent stériles, 25 autres ensemencements pratiqués avec des sécrétions recueil-
lies dans le vestibule nasal donnent 25 résultats positifs. Les
auteurs concluent ainsi :

1º Dans tous les examens bactériologiques des fosses nasales, dans toutes les expériences sur l'action du mucus
nasal, il faut avant tout établir une distinction capitale entre
le revêtement du vestibule nasal et la muqueuse des fosses
nasales. Le premier est formé de peau et garni de poils, il
contient des glandes sudifères et sébacées, il n'est pas partie
constituante du nez ; il ne fait qu'y donner accès.

2º L'inobservation de cette distinction ôte tout crédit aux
expériences qui n'en ont pas tenu compte. Et même, en ob-
servant cette distinction, il est difficile d'éviter l'erreur provenant d'une contamination accidentelle pendant la traversée
du vestibule.

3º Les microbes se rencontrent toujours dans les poussières, le mucus desséché qui s'accroche aux vibrisses des
sujets sains. En général, ils sont très abondants.

4º L'inverse s'observe sur la pituitaire ; nous ne pouvons
affirmer que les bacilles y soient complètement absents ; à
l'occasion, on peut en rencontrer, mais ils sont des plus
rares à l'état habituel ; dans plus de 80 0/0 de nos observations, nous n'en avons rencontré aucun et le mucus était
absolument stérile. Ces observations étaient limitées à la
portion antérieure du nez, et, comme seulement un quart de
la cavité est accessible à l'examen, on conclura avec raison
que les germes doivent être encore plus clairsemés dans les
parties profondes des fosses nasales.

5° La présence d'organismes pathogènes est si rare que leur existence dans la membrane pituitaire peut être considérée comme une exception.

Fermi et Brettschneider (*Archivio italiano di otolog.* de 1896) ont rencontré dans le nez un grand nombre de microbes, des sarcines et parfois des espèces pathogènes, surtout au moment du coryza aigu.

A la Société des laryngologistes de l'Allemagne du sud, Klemperer (*Ref. Journ. of laryngolog.*, nov. 1896) établit à l'inverse des résultats trouvés par Wurtz et Lermoyez, Thomson et Hewlet, que l'intérieur du nez contient toujours des germes. Il ne pense pas non plus que le mucus nasal soit bactéricide.

Enfin, Malato (*Archivio ital. di otol.*, fasc. 4, 1897) a rencontré, dans les cas qu'il a observés, diverses espèces microbiennes dont quelques-unes sont pathogènes.

Nous arrivons au travail de Park et Wright, de New-York (*Annales des maladies de l'oreille*, n° 2, 1898), provoqué par les objections qui furent faites par Thomson et Hewlet au travail de Wright que nous avons déjà cité. Ce dernier allait bien chercher son mucus loin dans la fosse nasale, au delà du vestibule nasal ; mais au passage, à l'aller comme au retour, il s'exposait à une cause d'erreur : le contact par un poil du vestibule. Aussi Park et Wright, après avoir choisi une série de nez normaux, coupèrent-ils soigneusement les vibrisses du vestibule avec des ciseaux stérilisés, puis lavant le vestibule et la peau des narines avec du sublimé, ils firent des cultures avec du mucus nasal puisé aussi loin que possible entre la cloison et le cornet. Les résultats de 36 de ces examens furent :

Pas de bactéries dans les cultures.......	6 cas
Moins de 50 colonies développées dans..	8 »
Plus de 50 et moins de 100..............	8 »
Plus de 100 développées	14 »

Les auteurs expliquent que 6 fois les cultures ont été sté-

riles par ce fait qu'au moins 5 fois les prises faites avec des
fils de platine ont été très petites. Ils ont, d'ailleurs, mis
en présence du mucus nasal avec du bacille diphtériti-
que, du staphylocoque, streptocoque ; le mucus n'a paru
avoir aucun pouvoir bactéricide sur ces microbes ; au contraire, sur la bactéridie charbonneuse il fut très marqué.
Ils en concluent que le mucus nasal n'est pas aussi riche en
microbes qu'ils l'avaient primitivement admis *a priori*; ils
l'expliquent par l'action combinée de la pesanteur, des cils
vibratiles et des vibrisses, par ce fait que dans l'air respiré
il existe peu de germes et que le mucus nasal est un mauvais milieu de culture.

CHAPÍTRE II

En résumé, dans le chapitre précédent, nous voyons que l'étude de la bactériologie des fosses nasales a fait l'objet de deux séries de recherches : la première porte sur la présence et le nombre des micro-organismes qui peuvent se trouver dans les cavités nasales. A ce sujet, les opinions les plus contradictoires ont été émises ; les uns pensent que normalement la cavité est aseptique, d'autres soutiennent avec plus ou moins de preuves à l'appui la thèse diamétralement opposée. La deuxième série de recherches a pour objet l'étude de la valeur antiseptique du mucus nasal. Les expériences faites de tous côtés sont peu nombreuses et concordent davantage entre elles.

Mais voulant nous faire une opinion à ce sujet, nous avons essayé de renouveler quelques-unes de ces expériences en apportant toutefois des modifications à la technique suivie par les autres expérimentateurs.

A) *Recherches dans les fosses nasales.* — Bien entendu, nous avons toujours opéré sur ce qu'il est convenu d'appeler un nez normal, c'est-à-dire un nez bien conformé au point de vue de la charpente osseuse ou cartilagineuse avec peu ou pas de déviation ou d'éperon, avec des cornets de dimensions suffisantes pour ne pas aller au contact de la cloison et ne pas laisser apercevoir non plus la paroi postérieure du naso-pharynx, avec une muqueuse rosée, bien lisse, bien unie et sécrétant peu.

Au point de vue physiologique, la fosse nasale se divise en deux zones bien distinctes : la zone olfactive et la zone respiratoire. La première, nous n'avions pas à nous en préoccuper dans nos recherches, puisqu'elle n'est pas soumise directement à l'action du courant d'air. La seconde comprend trois régions distinctes que l'on pourrait délimiter de la façon suivante : la première va de l'orifice extérieur des narines à l'insertion de la partie antérieure du cornet inférieur ; la seconde comprend la moitié antérieure du cornet inférieur et la tête du cornet moyen, la troisième va de ces deux points à l'orifice choanal. C'est toujours en ce point que nous avons fait porter nos recherches, pour les raisons suivantes : la première région contient, en effet, toutes sortes de germes, de poussières que l'air vient incessamment y apporter ; elle n'est jamais aseptique. La deuxième région est celle contre laquelle vient se briser le courant d'air, où il achève de se dépouiller de ses impuretés. Enfin, la troisième région est celle qui doit être aseptique s'il est vrai que le nez joue un rôle filtrant et que son mucus a une valeur microbicide.

On a beaucoup reproché aux premiers expérimentateurs, et c'est évidemment une faute capitale, de n'avoir jamais dépassé dans leurs prises le quart antérieur du nez. Parmi ceux qui ont échappé à ce reproche se trouvent Piaget, Park et Wright. Piaget procède de la façon suivante : il fait trois prises différentes avec un fil de platine ; l'une, dans le vestibule du nez, au milieu des vibrisses ; la seconde en se servant d'un speculum ordinaire préalablement stérilisé et qui servait à protéger le fil du contact des poils ou des poussières.

Il introduisait l'aiguille aussi loin que possible, et ne faisait un ensemencement que lorsqu'il était bien certain qu'aucun contact n'avait eu lieu ni à l'aller ni au retour. Enfin, pour la dernière prise, il se servait d'un speculum de

Zaufal, très petit, stérilisé, qu'il introduisait en le protégeant
avec le speculum ordinaire. De la sorte il recueillait du
mucus vers l'extrémité postérieure du cornet inférieur et
assez haut vers la fente olfactive. A cette technique, qui est
cependant minutieuse, on pourrait faire des objections : l'auteur est-il assuré d'aller aussi loin qu'il le pense en utilisant
un speculum de Zaufal même bien petit ? D'autre part, il se
sert d'un fil de platine. C'est, croyons-nous, ce qui nous donne
précisément l'explication de ses résultats négatifs : la quantité de mucus retirée avec une anse de platine est vraiment
trop petite. Enfin l'auteur ne paraît pas tenir suffisamment
compte des vibrisses. Le speculum ordinaire ne protège pas
efficacement le fil de platine dans la deuxième série de
prises qu'il fait. Pour la dernière, l'extrémité du Zaufal
frôle fatalement au passage les vibrisses qui émergent à travers le speculum ordinaire. L'aiguille elle-même qui dépasse
l'extrémité du Zaufal pour aller faire la prise de mucus va
au contact de cette partie du speculum qui a touché les
vibrisses, d'où une cause d'erreur.

Park et Wright coupent soigneusement les vibrisses du
vestibule avec des ciseaux stérilisés, lavent ensuite le vestibule et la peau des narines avec une solution de mercure à
1/200 et vont puiser aussi loin que possible entre la cloison
et les cornets avec une sonde garnie à son extrémité d'un
tampon de ouate stérilisé. Cette technique est déjà un progrès,
mais on peut regretter que les auteurs n'aient pas cherché à
garantir leur tampon de ouate du contact soit avec la cloison,
soit avec le cornet inférieur dans un point antérieur à celui
où doit se faire la prise.

Nous avons essayé de combler les lacunes que nous avons
cru observer chez autrui et voici comment nous procédons.
Nous nous servons : 1° du speculum nasi ordinaire stérilisé ;
2° de tubes de caoutchouc stérilisés à l'autoclave, de
6 centimètres de longueur et de 3/4 de centimètre de dia-
mètre, rodés à l'un des bouts ; nous usons aussi, selon les
circonstances, de tubes-drains moins volumineux ; 3° de pin-

ces coudées stérilisées; 4° un très mince tampon de ouate hydrophile monté sur une tige, le tout stérilisé. Nous commençons par débarrasser, autant qu'il est possible, l'entrée des fosses nasales des vibrisses qui peuvent l'encombrer; après cela, nous faisons une asepsie minutieuse de cette région et même plus profondément. Ceci fait, sans cocaïnisation préalable, ce qui serait un inconvénient (1), nous introduisons notre speculum nasi, que nous ouvrons. Nous glissons alors, en tenant et aplatissant son extrémité avec une pince, le drain de caoutchouc que nous installons de telle façon qu'en arrière il atteigne la partie la plus reculée des fosses nasales, sans toutefois aller toucher la paroi postérieure du pharynx, qu'en avant il émerge hors des narines. Le drain étant en place, pour aller au contact de la muqueuse nasale dans la partie postérieure nous faisons pénétrer le porte-tampon. La prise faite, nous ramenons notre tampon par ce tunnel et nous ensemençons immédiatement dans un bouillon de culture.

Nous ne nous dissimulons pas que notre façon de procéder a des côtés faibles. Elle ne nous met pas absolument à l'abri des causes d'erreur et nous pensons, d'ailleurs, qu'il est difficile en cette matière d'arriver à les éviter toutes. En outre, il importe de bien établir la dimension en longueur de ces tubes de caoutchouc et la quantité dont on fait pénétrer la tige porte-ouate, étant donné qu'à cause de l'étroitesse du drain, à cause du dépoli de sa surface intérieure qui ne réfléchit pas la lumière, on ne voit pas exactement en quel point de la fosse nasale se fait la prise de mucus. Enfin, l'expérience est désagréable pour le sujet, ce qui ne permet pas à l'expérimentateur de la renouveler aussi souvent qu'il le voudrait.

---

(1) Même un attouchement avec une solution de cocaïne *stérilisée* serait peut-être une cause d'erreur; puisque, sous son influence, la muqueuse du cornet inférieur se rétracte et l'air arrive en un point qu'il n'atteint pas directement à l'état normal.

Voici les résultats que nous avons obtenus :

Th..., trente-huit, ans, infirmier. Nez bien conformé, muqueuse saine. Mouche peu. Ensemencement: résultat *positif*.

Ch..., vingt-quatre ans. Nez bien conformé, muqueuse saine Narine droite : ensemencement, résultat *positif*. — Narine gauche : un peu plus étroite. Ensemencement: résultat *positif*.

Fa..., malade de l'hôpital, guéri depuis un certain temps. Narine droite : ensemencement, résultat *positif*.

Maz..., vingt-huit ans. Nez normal. Narine droite : résultat *positif*. — Narine gauche : résultat *positif*.

Ch..., déjà examiné ; on renouvelle l'expérience à un mois d'intervalle. Narine droite : résultat *positif*.— Narine gauche : résultat *positif*.

Hig..., jardinier, vingt ans. Nez très bien conformé. Narine droite : résultat *positif*. — Narine gauche : résultat *positif*.

J..., vingt-trois ans, infirmier. Nez bien conformé. Narine droite : résultat *positif*.— Narine gauche : résultat *positif*.

Nous avons éliminé un certain nombre de résultats que nous ne rapportons pas ici parce qu'il nous avait paru qu'au cours de l'expérience il s'était glissé quelque cause d'erreur.

On le voit, tous nos résultats sont positifs. Les micro-organismes que nous avons trouvés ont été tantôt des bacilles prenant le Gram et ressemblant au Lœffler, tantôt des staphylocoques, des microcoques surtout.

B) *Recherches dans le naso-pharynx.* — Nous avons essayé de compléter les recherches qui précèdent, en vérifiant l'état du naso-pharynx au point de vue microbien. Quelques auteurs, en effet, propageant l'idée que la cavité nasale est normalement aseptique, ont émis, *a priori*, l'opinion que la cavité naso-pharyngienne était également dépourvue de microbes dans les conditions normales.

Nous ne sommes, d'ailleurs, pas les premiers qui nous

soyons occupé de cette question. Hack et Strauch en ont parlé dans *Monatsch. für Ohrenheilk.*, 1887, n° 6. Gourc, dans sa thèse (Paris 1897), recherche surtout la bactériologie de la végétation adénoïde et procède de la façon suivante : il prend une végétation qui vient d'être enlevée, la nettoie extérieurement et aseptiquement, puis l'incise et en fait soudre du mucus : celui-ci est ensemencé immédiatement. L'auteur a eu un certain nombre de résultats positifs.

Il nous parait bon de distinguer, au point de vue spécial où nous nous plaçons, depuis la ligne passant par l'os hyoïde jusqu'à la voûte basilaire, deux pharynx, comme le font les anatomistes : le buccal et le nasal; avec cette différence que le pharynx buccal, tel que nous l'entendons, s'étend vers la partie supérieure, un peu au delà des limites qu'on lui donne en anatomie. Il remonterait un peu plus haut, d'un 1/2 centimètre environ, que la ligne du voile du palais qui est prise comme démarcation entre le pharynx nasal et le pharynx buccal. La limite que nous proposons est arbitraire, mais il semble qu'à faire une prise de mucus au-dessous on soit exposé à rencontrer la flore microbienne de l'arrière-bouche; au-dessus, les prises de mucus et leur ensemencement donnent la véritable notion de l'état du naso-pharynx au point de vue microbien. Il y a donc à éviter de faire l'attouchement du pharynx en un point qui n'est pas suffisamment élevé.

On pourrait parfaitement éviter cette faute en passant par les fosses nasales. Mais nous avons déjà vu, au sujet des recherches dans les fosses nasales, combien minutieuses doivent être les précautions (suppression des vibrisses, asepsie, usage d'un speculum, etc., etc.), pour ne pas faire de contact fâcheux à l'aller et ne pas refouler du mucus vers la partie postérieure. De plus, la petite expérience est très désagréable pour le sujet.

Nous avons donc cru bien faire en tentant d'aborder le naso-pharynx par la voie buccale. Mais il y a aussi à cette façon de procéder des inconvénients et cela ne va pas sans

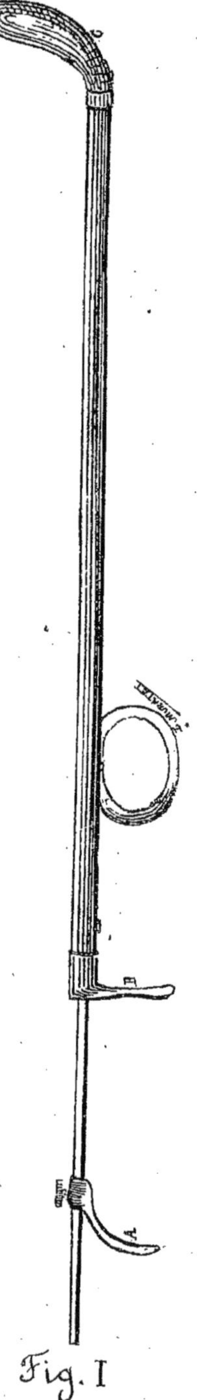

Fig. I

Reproduction aux deux tiers. — A. Poussette mobile ; B. Poussette fixe ;
C. Valves protectrices du tampon.

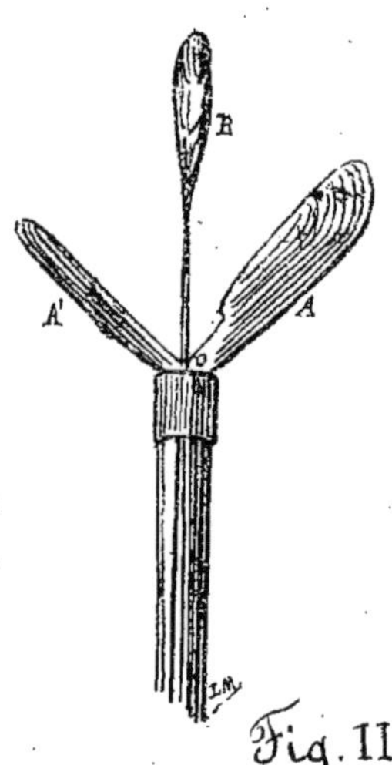

Fig. II

Reproduction grandeur naturelle. —
A et A'. Valves s'emboîtant pour
protéger le tampon ; B. Tampon qui
va faire la prise de mucus.

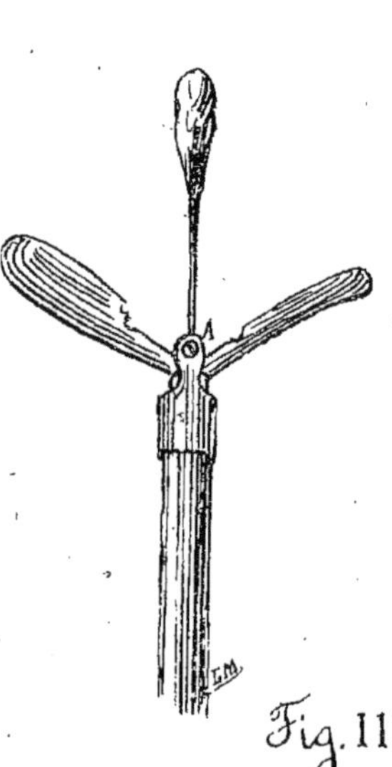

Fig. III

Reproduction grandeur naturelle. —
A. Vis destinée à écarter les deux
valves.

exposer à des causes d'erreur. Voici comment nous avons essayé de les réduire au minimum. Nous avons fait construire un instrument destiné à porter le tampon vers la paroi naso-pharyngienne en les protégeant contre les contacts à l'aller et au retour. (Voir la reproduction ci contre.) Nous l'utilisons de la façon suivante : Au moment de la prise, nous nous plaçons devant notre sujet comme si nous avions à examiner une bouche et nous nous éclairons le mieux possible. Déprimant ensuite la langue, nous vérifions l'état de la gorge et si la personne sur laquelle nous expérimentons a beaucoup de mucosités, de la salive, nous commençons par les lui faire rejeter soigneusement. Ceci fait, toujours nous servant de l'abaisse-langue, nous passons notre instrument derrière le voile. Dès qu'il est en place, nous pressons sur la poussette B (fig. 1), les deux valves (C fig. 1 — A et A'. fig. 2) s'écartent et ouvrent le passage au tampon (B fig. 2); nous pressons alors sur la poussette A. Le tampon va toucher la paroi naso-pharyngienne et revient, dès qu'on tire sur la poussette, en même temps que se referment très exactement au-dessus les deux valves protectrices. Nous retirons alors notre instrument et nous dévissons la poussette A.

Prenant un tampon de ouate stérilisée, nous nettoyons les valves et les débarrassons des mucosités qu'elles ont pu recueillir au passage; puis les passons, toujours fermées, à la flamme d'une lampe à alcool. Alors seulement nous faisons manœuvrer la poussette B, les deux valves s'écartent et, faisant avancer la tige mobile sur laquelle était vissée la poussette A, nous faisons émerger hors des valves le plus possible le tampon que nous trempons directement dans un bouillon de culture.

C'est dans ces conditions que nous faisons nos prises de mucus avec cet instrument. Nous avons essayé de le rendre aussi précis que possible et nous nous proposons de lui faire encore subir une modification.

Ajoutons que les sujets sur lesquels nous avons expérimenté ne trouvent pas la manœuvre trop désagréable.

Voici nos résultats. Nous ne parlons bien entendu, ici, que de ceux que nous avons obtenus chez les sujets à nez normal :

L..., trente-quatre ans, employé d'hôpital. Nez normalement constitué, mouche peu. Ensemencement : résultat *posilif*.

R..., vingt-neuf ans. Nez non pathologique. Ensemencement : résultat *négatif*.

F..., vingt-six ans. Nez normal. Ensemencement : résultat *positif*.

T..., trente-huit ans, infirmier. Nez normal. Ensemencement : résultat *négatif*.

T .., trente-huit ans, infirmier. Nez normal. A deux mois d'intervalle ensemençement : résultat *positif* (staphylocoques — bacilles ayant l'aspect du Lœffler).

R..., quarante ans, marin. Très léger coryza hypertrophique et queue de cornet. Résultat *négatif*.

M..., vingt-huit ans. Nez normal. Ensemencement : résultat *positif* (bacilles ressemblant au Lœffler — microcoques — filaments).

C..., vingt-quatre ans. Nez bien formé, muqueuse saine. Ensemencement : résultat *positif* (streptocoque long — microcoques — diplocoques — bacilles ressemblant au coli-bacille — filaments).

M..., vingt-cinq ans. Petit éperon à gauche ; le reste du nez normal. Ensemencement : résultat *négatif*.

S..., vingt et un ans. Nez normal. Le jour de la prise, très léger coryza simple. Ensemencement : résultat *négatif*.

H..., vingt ans. Nez très bien conformé. Ensemencement : résultat *positif* (diplocoques — gros bacilles prenant le Gram).

J..., vingt et un ans. Nez normal. Ensemencement : résultat *positif* (diplocoques — streptocoques — petits bacilles ressemblant au Lœffler).

L..., trente-cinq ans. Nez normal. Ensemencement : résultat *positif* (strepto-bacilles — bacille ressemblant au coli-bacille — diplocoques).

Nous aurions peut-être dû pour faire l'expérience plus complète et la contrôler, vérifier par des prises successives et sur le pharynx buccal et sur l'amygdale du même sujet jusqu'à quel point les résultats des ensemencéments sont analogues.

C) *Recherches sur le mucus nasal.* — Nous n'avons guère tenté de rechercher la valeur bactéricide du mucus nasal normal. Il nous semble, en effet, que les conditions où on l'étudie sont antiphysiologiques et pourraient peut être fausser les idées. Les auteurs qui se sont occupés de la question ont généralement procédé de la façon suivante : ils ont recueilli le mucus en excitant la muqueuse pituitaire à l'aide de petits tampons de ouate stérilisés et introduits dans les fosses nasales. Au préalable, ils avaient désinfecté l'orifice et le vestibule des narines. Puis, ils emploient le mucus tyndallisé ou non à faire des milieux de culture où ils ensemencent des microbes divers

Ces expériences *in vitro* ne reproduisent pas le travail qui s'opère dans la fosse nasale; dans les premières on opère sur une certaine quantité de liquide qu'on recueille artificiellement; ici, dans les conditions réelles, on rencontre ce mucus sécrété normalement en quantité minime et répandu à la surface de la muqueuse sous forme d'enduit extrêmement superficiel. Dans la recherche du pouvoir antimicrobien de ce mucus, quand on tyndallise le liquide, on commence par le dépouiller d'un certain nombre de micro-organismes que l'on a recueillis avec lui : ce ne sont point les conditions physiologiques dans lesquelles le pouvoir bactéricide du mucus est tenu de s'exercer.

Nous ne nous permettrons pas cependant de nier ainsi l'action microbicide du mucus nasal. Nous avons même entrepris, pour être renseigné sur son action *in vitro* vis à vis du bacille tuberculeux, certaines recherches identiques à celles déjà faites pour d'autres microbes. Nous n'avons pas jusqu'ici obtenu de résultats assez complets pour les reproduire dans notre travail.

Les explications ne manquent pas pour justifier le rôle

protecteur du mucus nasal, sans qu'on ait à faire intervenir un pouvoir microbicide. Cornet a parlé d'enduit protecteur. Claisse a émis l'opinion que le mucus englobe le microbe, le dilue, et, par suite, rend moins virulentes ses toxines. Greliche, inspiré par Straus et Rattel, admet l'action bactéricide du mucus liée probablement à un état chimique dû lui-même à la présence de substances spéciales. Mais il admet surtout la phagocytose. Pour lui, cet état défensif des fosses nasales n'est pas une vue de l'esprit, mais repose sur des faits expérimentaux certains. Cadéal et Mallet, dit-il, ont montré que si l'on fait vivre des animaux dans un air rendu nocif par la présence d'un grand nombre de germes tuberculeux maintenus en suspension par une agitation continuelle, les cas d'infection sont rares. Si, au contraire, on se met dans des conditions propres à annihiler le fonctionnement défensif de l'organisme, si, par exemple, les germes sont contenus dans un liquide pulvérisé, il n'en est pas de même et tous les animaux en expérience ont été atteints.

Evidemment, le nez normal est une des importantes défenses de l'organisme.

C'est un filtre dont l'action s'explique : 1º par des raisons mécaniques ; 2º par des raisons biologiques :

1º Ces raisons mécaniques tiennent d'abord à :

a) La charpente nasale, qui en somme fait que, dans l'état normal, à la pénétration directe de l'air s'oppose une sorte de paravent constitué par les cornets sur lesquels vient se briser le courant respiratoire.

b) A l'action de la pesanteur, sous l'influence de laquelle le mucus descendant des parties supérieures des fosses nasales balaye les germes que le courant d'air a amenés dans les parties plus inférieures.

c) A l'action filtrante des vibrisses.

d) A l'action des cils vibratiles.

e) A ce fait que, en somme, l'air inspiré contient ordinairement peu de germes pathogènes.

f) A l'action du mucus qui, peut-être, sans être bactéricide, constitue un mauvais milieu de culture. Dans tous les cas, ce mucus exerce, au moins sur l'air qui traverse la fosse nasale, une action analogue à celle que produirait une solution gommeuse dont on aurait badigeonné les parois d'un tube par lequel passerait un air chargé de poussières.

L'expérience suivante, que nous avons eu l'occasion de faire, met en évidence ces raisons mécaniques. Si l'on prend de la poudre de lycopode, dont les particules sont essentiellement diffusibles dans l'air, qu'on la répande devant le visage d'un malade dont on utilise exclusivement la respiration nasale, on ne retrouve pas les grains de cette poudre dans le naso-pharynx, tandis qu'on les découvre en grande quantité accolés aux parois nasales. Il faut une épreuve prolongée et une certaine saturation de l'air inspiré pour qu'on puisse arriver à déceler dans le naso-pharynx la présence du lycopode.

En somme, dans une certaine mesure, les micro-organismes sont assimilables à du pollen de lycopode avec, en outre, cette différence capitale qu'ils sont infiniment moins nombreux dans l'air ordinaire que les grains du pollen dans l'expérience précitée ; ils ont des chances d'être arrêtés dans les fosses nasales pour des raisons d'ordre mécanique : large surface de contact, surface agglutinante par mucus, vibrisses, etc. De plus, à une très légère distance, ils sont retenus par attraction moléculaire de la même façon qu'un filtre en papier retient des particules beaucoup plus petites que ses pores.

2º Arrêtés en grande majorité sur la muqueuse nasale, les micro-organismes sont fixés par le mucus, subissent là soit un travail d'atténuation de virulence qui met un certain temps à s'accomplir ou bien plutôt disparaissent à la longue sous l'influence de la phagocytose.

Nous avons voulu établir expérimentalement chez l'homme dans quelle mesure l'air filtré à travers les fosses nasales est dépouillé de ses microbes. Nous nous sommes heurté aux difficultés suivantes :

Nous avons choisi un sujet ayant de l'anesthésie de l'arrière-gorge auquel nous passons derrière le voile du palais un tube de verre ayant la forme d'une sonde rétro-nasale. Au bout de cette dernière est monté un tube de caoutchouc aussi court que possible, qui mène au barboteur. On établit selon les procédés ordinaires un courant d'appel de l'air qui, après avoir barboté dans le flacon, va dans un récipient gradué. Pour arriver à en recueillir une certaine quantité, il faut interrompre de temps en temps l'expérience et retirer le tube de verre recourbé, car le malade se fatigue.

Au bout d'un certain temps, on est même obligé d'interrompre définitivement l'opération. On s'aperçoit alors qu'en réalité le récipient gradué ne contient guère au grand maximum que 800 cc. d'air ayant passé par les fosses nasales. C'est, pensons-nous, une quantité insuffisante. Dans notre cas, nous avons pris deux boîtes de Petri et versé dans l'une le liquide (solution de gélatine) dans lequel avaient barboté les 800 cc. d'air après leur passage à travers les fosses nasales, dans l'autre, une quantité de liquide égale où avaient barboté 800 cc. d'air extérieur et nous sommes arrivé au résultat paradoxal que voici : dans la première boîte de Petri, nous avons trouvé un certain nombre de colonies microbiennes; dans la deuxième on ne découvrit que deux moisissures.

Thompson et Hewlet avaient déjà cherché à établir que l'air arrive au cavum absolument stérile. A l'aide d'un tube en verre recourbé et passé derrière le voile du palais, l'un d'eux aspirait l'air de la cavité rétro-nasale ; cet air passant dans le tube était recueilli dans un ballon au fond duquel se trouvait du bouillon stérilisé dans lequel il barbotait. Or ce bouillon resta toujours stérile.

Nous nous demandons comment a procédé M. Charrin et si c'est sur l'homme ou l'animal qu'il a opéré quand, dans ses leçons sur les défenses de l'organisme, il dit : « Faites l'expérience suivante : faites passer dans un bouillon stérile l'air qui arrive à l'orifice externe ; pratiquez une opération identique pour celui qui, sortant par l'ouverture postérieure, va traverser le pharynx; vous constaterez, comme le prouvent les tubes que je vous présente, à quel point cet air s'est dépouillé en franchissant ce dédale. »

CHAPITRE III

SOMMAIRE : Recherches déjà faites sur la présence du bacille de Koch dans les fosses nasales de gens vivant dans un milieu de tuberculeux. — Technique. — Critiques. — Technique et recherches de l'auteur sur 18 sujets hospitalisés à l'hôpital Saint-André.

Dans son travail de 1894 sur la présence du bacille tuberculeux dans les fosses nasales, Straus parle des auteurs dont les remarques ont attiré son attention sur ce point.

Il rappelle, en effet, qu'il y a bien longtemps Laveran a signalé la fréquence de la tuberculose pulmonaire parmi les infirmiers militaires dont la mortalité en 1875 était de 4.4 pour 1.000 hommes d'effectif tandis que pour l'armée elle était de 2.27.

Debove insiste aussi sur la fréquence de la phtisie comme affection terminale; d'après ses observations à Bicêtre, chez les malades condamnés à un long séjour dans les hôpitaux : tabétiques, paraplégiques, rhumatisants, etc. ; il relève aussi le chiffre considérable des phtisiques que fournissent les infirmiers.

Il est peu de médecins des hôpitaux, ajoute Straus, qui n'aient été frappés de la grande mortalité par la tuberculose des sœurs de charité. La localisation primitive, si commune chez l'homme, de la tuberculose sur l'appareil pulmonaire, semble indiquer que dans la plupart des cas c'est par inhalation que l'infection s'effectue. Cornet, dans un travail, a montré que l'air des locaux habités par des phtisiques peut charrier des poussières douées de virulence tuberculeuse.

Partant de cette idée, Straus a recherché le bacille dans

sa première étape, la fosse nasale, et a procédé de la façon
suivante : il recueillait poussières, particules solides, mucosités et autres des fosses nasales au moyen de petits tampons de ouate hydrophile, fixés à l'extrémité de tiges minces,
les plongeait ensuite dans 10 centimètres cubes de bouillon
ou d'eau stérilisée ; puis, après les avoir agités par des
mouvements rapides, il en exprimait le liquide en les pres-
sant contre les parois du tube. Ce contenu, très chargé de
matières solides, était injecté dans la cavité péritonéale de
cobayes ; les résultats ont été les suivants :

Sur 29 individus séjournant à l'hôpital, 9 hébergeaient le
bacille, dont 6 infirmiers ; sur 3 malades atteints d'affection
chronique, un seul ensemencement donna un résultat positif ; sur 7 élèves du service on obtint 2 résultats positifs dont
un chez l'interne.

Les expériences de Straus ont été reprises en France et
en Angleterre : de nouvelles recherches, dit Lermoyez, faites
avec toutes les précautions rhinologiques indispensables,
ont toujours donné des résultats opposés à ceux qui avaient
été obtenus par Straus.

« Si, ajoute le même auteur, Straus a cru trouver le bacille de la tuberculose à l'état d'hôte inoffensif dans la fosse
nasale, c'est que, par une grave faute de technique, il l'avait
puisé dans les fosses narines, qui appartiennent à la peau
et non au nez et, par conséquent, sont toujours infectées. »

Etant donnés les résultats positifs que nous avons obtenus au point de vue de la présence des microbes dans les
fosses nasales, nous avons pensé qu'il serait peut-être intéressant et utile de refaire les expériences de Straus en nous
mettant à l'abri du reproche qu'on leur a fait.

Pour cela, nous avons procédé de la façon suivante, nous
avons toujours eu la précaution de laver, aseptiser l'entrée
des narines jusqu'assez avant dans la fosse nasale, soit plus
fréquemment avec de l'alcool absolu, soit avec tout autre
liquide antiseptique. Puis, muni d'un speculum stérilisé à
chaque fois, nous avons été, au moyen d'un tampon de

— 35 —

ouate monté sur un bâtonnet (le tout stérilisé bien entendu),
chercher profondément, en dépassant les fosses narines de
Lermoyez, nettoyer, ramoner la fosse nasale. Nous avons
fait macérer ensuite la ouate dans du bouillon qui nous servait à pratiquer nos inoculations.

Nos sujets ont été pris soit parmi des infirmiers de l'hôpital Saint-André (ils sont la minorité), soit surtout parmi des
malades à affection chronique, tous étant hospitalisés depuis
au moins deux mois.

Voici en détail le résultat de nos inoculations :

Première expérience. — D..., infirmier à l'hôpital depuis deux mois,
vingt ans, nez normal. Inoculation à cobaye mâle du poids de
510 grammes, 3 août 1899. — Cobaye mort le lendemain (septi-
cémie).— Autopsie : rougeur diffuse ; pas de perforation intestinale.

Deuxième expérience. — B..., infirmier, vingt ans. Depuis un an à
l'hôpital, nez normal. Inoculation à cobaye, 585 grammes. —
Cobaye mort le lendemain. — Autopsie : rougeur diffuse du péritoine.

Troisième expérience. — Le G..., matelot, alcoolique guéri ; à l'hôpital depuis trois mois, nez à muqueuse normale ; éperon à gauche.
Inoculation à cobaye femelle, 390 grammes, 3 août.

7 août. Ulcération de la dimension d'une pièce de 50 centimes
au niveau du point ulcéré. Guérison de cette plaie.

Septembre : cobaye va bien.

14 septembre. Il se porte bien ; n'a pas de ganglion et pèse
450 grammes ; a donc engraissé.

Quatrième expérience. — R..., infirmier, vingt et un ans, à l'hôpital
depuis quatre mois, nez à peu près normal avec éperon à droite. —
Inoculation à cobaye femelle, 670 grammes, 3 août. Mort de péritonite suraiguë, 5 août.

Cinquième expérience. — B..., emphysémateux et asthmatique, âgé de
vingt-trois ans, à l'hôpital depuis trois mois et demi. Nez normal.

8 août. Inoculation à cobaye femelle, 450 grammes.

16 août. Peu de chose, petit ganglion à droite.

Septembre. Elle met bas.

14 septembre. Cobaye va bien ; pas de ganglions. Poids, 387 grammes.

Sixième expérience. — L..., vingt-deux ans, garçon vigoureux, mais *minus habens* ; à l'hôpital depuis trois mois et demi ; muqueuse à peu près normale à droite, fosse nasale un peu rétrécie. Déviation de la cloison, élargie à gauche.

8 août. Inoculation à cobaye femelle, 592 grammes.

16 août. Rien de particulier.

9 septembre. Mort, rien de particulier. A l'autopsie, l'animal n'est pas tuberculeux.

Septième expérience. — D..., infirmier (celui de l'Expérience I où le cobaye est mort le lendemain). — Inoculation à cobaye femelle, 390 grammes, le 8 août.

16 août. Ulcère de la largeur d'une pièce de 2 francs, petit ganglion de l'aine droite. Puis peu à peu tout guérit.

18 septembre. Cobaye va très bien, pas de ganglion. Poids, 390 grammes exactement.

Huitième expérience. — M..., quarante-cinq ans, artério-scléreux, depuis deux mois à l'hôpital, priseur. — Inoculation à cobaye femelle, 440 grammes, 8 août 1899. Mort le soir même. — Autopsie : rien de particulier ; un peu de rougeur.

Neuvième expérience. — S..., quarante-huit ans, bonne santé générale, sauf paraplégie. A l'hôpital depuis un an et trois mois. Nez : éperon à droite (expérience ennuyeuse à cause de sensibilité excessive de la muqueuse nasale). — Inoculation à cobaye femelle, 620 grammes, 13 août 1899. Mort le 14 août.

Dixième expérience. — C..., soixante et onze ans, mal perforant plantaire, à l'hôpital depuis un mois et vingt-huit jours. Nez : éperon à droite. — Inoculation à cobaye mâle, 320 grammes.

16 août. Rien.

Actuellement, 14 octobre, va bien ; n'a pas de ganglion, a engraissé. Poids, 352 grammes.

Onzième expérience. —D..., cocher, quarante-huit ans, superbe santé générale, sauf hémiplégie droite ; à l'hôpital depuis quatre mois et sept jours. Nez : cornet inférieur assez volumineux, ne mouche pas. — Inoculation le 13 août à cobaye femelle, 488 grammes.

16 août. Ganglions dans les deux aines. Ensuite amaigrissement, gros ganglions dans les deux aines, ganglions dans les deux aisselles. Rien au point d'inoculation.

28 août 1899. Mort ; poids; 400 grammes.

Autopsie : au niveau du point d'inoculation entre le péritoine pariétal et la peau, abcès avec pus très épais. Nous en avons fait un certain nombre de préparations et nous y avons recherché le bacille tuberculeux. Nous ne l'avons jamais trouvé : des streptocoques, des diplocoques. Les ganglions hypertrophiés ne contenaient pas d'abcès; frottis sur lamelles : rien. Nous les avons inoculés à un cobaye qui se porte bien encore. Rien au niveau de l'intestin, foie, rate, reins. Rien absolument aux poumons.

Douzième expérience. — P..., trente-sept ans, paraplégie, à l'hôpital depuis deux ans. Nez : cornets inférieurs un peu forts, le reste normal ; sensibilité de la muqueuse excessive. — Inoculation à cobaye femelle, 540 grammes, 13 août.

14 août. Mort.

Autopsie : rougeur au niveau du péritoine.

Treizième expérience. — B..., trente-sept ans, bonne santé, sauf parkinsonnien, à l'hôpital depuis dix mois et vingt-quatre jours. — Inoculation à cobaye femelle, 570 grammes, 10 août 1899. Ce cobaye a un peu maigri, pas de ganglions. Poids, 555 grammes. Paraît bien portant encore.

Quatorzième expérience. — R..., soixante-six ans, bronchite chronique, à l'hôpital depuis le 27 janvier. Nez presque normal. — Inoculation à cobaye mâle, 350 grammes. — Mort le surlendemain ; pas de perforation intestinale.

Quinzième expérience. — C..., soixante ans, hémiplégie droite, à l'hôpital depuis janvier 1899. Nez : un peu élargi à gauche ; cornet inférieur assez volumineux ; à droite, muco-pus. — Inoculation à cobaye mâle, 350 grammes, 10 septembre. — Mort le 28 septembre.

Autopsie : rien.

Seizième expérience. — S..., cinquante-huit ans, hémiplégie gauche, à l'hôpital depuis trois mois. Nez : éperon avec déviation considérable à droite ; élargissement à gauche. — Inoculation le 10 septembre à cobaye mâle, 485 grammes. — Mort le lendemain matin, rougeur diffuse.

Dix-septième expérience. — P..., soixante-cinq ans, rhumatisant, depuis onze mois à l'hôpital. Nez : presque normal, petit éperon à gauche. — Inoculation le 10 septembre à cobaye femelle, 380 grammes. Actuellement 14 septembre 1899 : va très bien ; n'a pas maigri ; n'a pas de ganglion ; pleine. Poids, 420 grammes.

Dix-huitième expérience. — D..., cinquante-sept ans, depuis huit mois à l'hôpital, paraplégie. Nez avec petit éperon. — Inoculation le 10 septembre à cobaye femelle, 480 grammes. — Mort le lendemain matin.

Autopsie : rougeur diffuse du péritoine.

En résumé sur 18 inoculations aucune n'a donné de résultats positifs au point de vue de la présence du bacille tuberculeux dans les fosses nasales.

Nous venons de voir quel est le rôle joué par le nez dans la
défense de l'appareil respiratoire contre l'élément microbien.
A côté de ces faits, il nous a paru intéressant de nous livrer à
des recherches, qui n'ont pas été, croyons-nous, faites jusqu'ici sur l'état des fosses nasales au point de vue microbien
dans certaines affections : telles le lupus de la face, la scro-
fule (adénite cervicale, conjonctivite, etc.), certains coryzas
purulents qui se rapprochent au point de vue clinique de
ceux des scrofuleux, enfin quelques cas de coryza atrophique ou non atrophique de certains tuberculeux. L'observation que nous reproduisons plus loin nous a donné l'idée de
consacrer à cette étude une partie de notre travail. Il s'agit
d'un enfant chez lequel nous avons vu débuter en octobre
1898 un lupus de l'aile du nez. Quelques jours auparavant la
mère était venue à la Clinique consulter M. Moure au sujet
de son fils atteint d'un coryza unilatéral très intense, cette
affection endo-nasale étant justement localisée du côté où est
né le lupus. On a pu ainsi observer et suivre la maladie dès
son apparition, et l'on a noté qu'en premier lieu s'est montré
le coryza, puis une petite érosion paraissant due à l'irritation de la peau par le mucus nasal, enfin le lupus.

Nous nous sommes alors souvenu des travaux de notre éminent dermatologiste Dubreuilh, des idées de notre maître M. Moure : ces deux auteurs croient en effet à l'origine nasale du lupus de la face. — Il n'y a pas bien longtemps encore, on n'admettait guère le lupus primitif des muqueuses et on pensait au contraire que le lupus de celles-ci était consécutif à celui de la peau. Dubois-Havenith, Arnozan, en 1891, ont établi que des lésions des fosses nasales pouvaient donner lieu à des dacryocystites tuberculeuses qui en s'ouvrant à la peau sont susceptibles de l'inoculer et de produire le lupus de la face.

D'autre part, Audry, en 1896, déclarait qu'en examinant méthodiquement les fosses nasales de malades atteints de lupus de la face, on trouverait toujours des lésions de la muqueuse et des cornets. Déjà Dubreuilh, avec Frèche, avait en janvier 1896 signalé les antécédents du côté des fosses nasales qu'on observait souvent chez les gens atteints de lupus de la face. En 1897, Meneau et Frèche insistaient encore à la Société de dermatologie sur l'origine nasale du lupus de la face. Enfin, en 1898, dans le *Traité des maladies de l'enfance*, t. V, Dubreuilh écrit au sujet des tuberculoses cutanées. « Dans presque tous les cas le lupus cutané s'est montré d'abord à l'angle externe de l'œil ou au voisinage des narines et a été précédé par une période plus ou moins longue d'hypersécrétion nasale, d'obstruction des fosses nasales avec expulsion de croûtes épaisses, souvent de larmoiement et de dacryocystite plus ou moins accusée. Je ne crois pas qu'il s'agisse de lésions véritablement lupiques de la muqueuse nasale, mais plutôt d'une sorte de catarrhe tuberculeux sans tendance néoplasique correspondant à l'ancien coryza scrofuleux, qui peut guérir spontanément sans laisser de traces appréciables. Ce catarrhe peut se propager aux voies lacrymales et déterminer une dacryocystite chronique, laquelle se continue avec la peau ou la muqueuse oculaire sous forme de lupus, soit après ouverture à la peau du sac lacrymal suppuré, comme l'a observé Arnozan, soit simplement par les points lacrymaux. Il en résulte un lupus soi-disant primitif de la conjonctive ou un lupus qui, débutant à l'angle de l'œil, s'étend plus loin au centre de la face, en laissant derrière lui une traînée cicatricielle difficile à voir; il semble même d'après quelques faits que j'ai observés que le pus de la dacryocystite peut, en s'écoulant sur les joues, s'y inoculer probablement à l'aide des ongles et donner naissance à un lupus isolé du centre de la joue. Ce même catarrhe tuberculeux peut se propager en arrière et produire le lupus primitif du pharynx ou en avant et produire un lupus primitif de la narine, etc. »

Les recherches que nous avons faites ont surtout porté sur la nature microbienne de ce catarrhe dont parle Dubreuilh et que nous avons observé nous-même. Nous avons fait l'examen bactériologique de l'ensemencement de ce mucus nasal, que nous avons aussi inoculé à des cobayes, pour y déceler l'élément tuberculeux s'il y existe.

Nos expériences ont porté sur des malades qu'on pourrait grouper en quatre catégories ayant des liens de parenté très étroits.

Premier groupe : lupiques de la face avec coryza spécial que nous décrirons plus loin.

Deuxième groupe : strumeux, malades porteurs d'adénites cervicales avec un coryza analogue au précédent.

Troisième groupe : non strumeux avec un coryza purulent qui se rapproche au point de vue clinique du précédent.

Quatrième groupe: tuberculeux, laryngés ou autres, ayant du coryza atrophique lequel pourrait bien être l'aboutissant du coryza purulent.

LUPIQUES DE LA FACE AVEC CORYZA SPÉCIAL

L'observation type de ce groupe est la suivante :

OBSERVATION I

**Lésion lupique de l'entrée du nez à droite ; coryza purulent du
côté droit.**

Raoul L..., dix ans, 18 décembre 1898.

Antécédents héréditaires. — Père et mère bien portants. Deux
autres enfants (un de douze ans, l'autre de quatre) très bien portants ;
ils n'en ont perdu aucun. Aucune fausse couche.

La mère de l'enfant a perdu une sœur du croup : son père à elle et sa
mère vivent encore ; soixante-douze ans.

Le père a perdu une sœur de quarante ans, tuberculeuse, ses autres
frères et sœurs sont bien portants. Ses père et mère morts on ne sait de
quoi.

Le père et la mère directs de l'enfant sont bien portants, aucun ne
tousse, n'a toussé ; pas de commémoratifs de tuberculose dans leur
histoire.

Antécédents personnels. — Nuls. Alimentation lactée exclusivement
jusqu'à douze ans. N'a jamais eu que la rougeole à dix mois, n'a
jamais toussé. A huit mois a été porté au concours de bébés et a eu un
prix.

Histoire de la maladie. — N'a jamais mouché beaucoup. A commencé il y a six mois à avoir des croûtes à l'entrée du nez du côté droit
et partant de l'intérieur du nez. A ce moment le malade mouchait du
liquide purulent. Ces croûtes de l'entrée s'atténuaient pour reparaître au
bout d'un certain temps. On prescrivit à l'Hôpital des Enfants une pommade boriquée qui ne donna aucun résultat. Pendant six mois, l'enfant
est resté dans cet état avec des alternatives de mieux.

Il y a quinze jours, au dire de la mère, l'aile du nez à droite commence à être envahie par du tissu peu consistant qui augmente un peu
le volume de cette aile du nez. Puis progressivement et rapidement

toute cette aile est envahie et l'on .aperçoit une petite tumeur à ce niveau.

Etat actuel. — Enfant plutôt peu développé en hauteur, mais gros pour son âge, facies de strumeux, rien aux yeux, rien aux lèvres, rien aux oreilles, quelques ganglions cervicaux. Figure peu colorée, un peu bouffie.

Poumons : rien. Cœur : souffle assez intense à l'orifice aortique. Appareil digestif : mange assez bien, digère bien, pas de diarrhée. Yeux : voit bien. Oreilles : entend bien. Bouche : rien, dents bonnes, amygdales moyennes, muco-pus descendant du naso-pharynx, pas de végétations adénoïdes. Modification de la couleur de la muqueuse : pâleur assez marquée.

Nez : à gauche, croûtes demi liquides jaune pâle; à droite, raideur de tout le vestibule du nez avec croûtelles (herpétides) et formant carapace de 1 centimètre de profondeur derrière laquelle on voit la muqueuse saine.

Extérieurement sur l'aile du nez, à droite, petite tumeur de la grosseur et de la forme d'une cerise, partant sans solution de continuité du nez et envahissant l'aile du nez, exclusivement la portion cutanée et s'arrêtant à la muqueuse.

Aspect de la tumeur : pas ulcéreuse, aspect lupoïde ; dans certaines parties quelques croûtes analogues à l'herpétide, consistance dure, douleur légère à la palpation; très adhérente avec le tissu du nez, faisant corps avec lui et paraissant l'infiltrer.

20 novembre 1898. On fait l'ablation de la tumeur cutanée sans incidents. Les parcelles sont mises dans un tube stérilisé.

Le petit malade est revu le 28 octobre ; on constate alors :

Extérieurement : Que le nez est un peu étalé, un peu volumineux à l'extrémité, rouge à la pointe, légèrement infiltré. Sur l'aile du nez du côté droit où existe une saillie englobant toute l'aile du nez, jusqu'au niveau du sillon naso-génien, saillie rougeâtre mamelonnée, on trouve aujourd'hui après l'intervention, des croûtes au-dessous desquelles se trouve une surface rouge et granuleuse qui a l'aspect épithéliomateux. On constate aussi une infiltration de la joue correspondante, une légère adénite pré-auriculaire et sous-maxillaire. Les ganglions ne sont pas douloureux. Il en existe du côté opposé, sauf dans la région pré-auriculaire.

Enfant mouche beaucoup matières épaisses. muco-purulentes des deux côtés avec prédominance probable du côté droit.

Examen rhinoscopique. — La muqueuse du côté gauche est un peu pâle, légèrement irrégulière à sa surface sans qu'on trouve d'érosion. Du côté droit, le vestibule de la fosse nasale est érodé, à surface irrégulière, granuleux même au niveau de la face interne de l'aile du nez. Ces lésions se retrouvent jusqu'au niveau du point de jonction de la muqueuse et de la peau. Le cornet inférieur droit est légèrement irrégulier à sa surface. Du côté du pharynx on décèle du catarrhe nasopharyngien par la rhinoscopie postérieure.

Bactériologie et anatomie pathologique (20 octobre 1898). — Avec des morceaux de la tumeur de l'aile du nez, on fait :

1º Un ensemencement sur sérum : au bout de deux jours à peu près liquéfié, nombreuses colonies de staphylocoques blancs et microcoques.

2º Un ensemencement sur gélose : strepto-bacilles de l'air et microcoques.

3º Inoculation à un cobaye : après broiement dans eau stérilisée, au moyen d'une pipette on glisse le liquide obtenu dans tissu cellulaire sous-cutané d'un cobaye, région abdominale. Poids du cobaye mâle 430 grammes.

24 octobre 1898. Petite zone indurée tout autour du point d'inoculation. Bon aspect local. Pas de ganglions.

7 novembre. Ganglions petits, aines des deux côtés.

11 novembre. Toujours autour du point, inoculation, adhérences, pas de ganglions.

15 novembre. Poids 500 grammes.

17 novembre. Ganglions partout.

1er décembre. Gros ganglion à droite.

22 décembre. Gros ganglions à droite et à gauche.

14 janvier 1899. Poids 465 grammes. Localement rien. Gros ganglion dans l'aisselle gauche ; ganglion dans l'aine gauche. Le cobaye a continué à se bien porter.

4º Un examen histologique :

4 novembre. Coupes colorées à l'hématéine alunnée. Sur deux d'entr'elles on trouve de très nombreuses cellules épithélioïdes et dans certains endroits du tissu myxomateux. On retrouve aussi un certain nombre

de cellules géantes typiques. Sur une coupe on remarque quelque chose qui a l'apparence d'un globe épidermique. En réalité, étant donné que l'épithélium cylindrique a conservé son caractère ; étant donnés certains autres détails d'aspect, on doit admettre qu'il s'agit là simplement d'une sorte d'invagination de l'épithélium, invagination à travers laquelle a passé une coupe.

Il existe des cellules géantes en assez grand nombre dans d'autres coupes.

5° Inoculation, le 4 février 1899, de nouvelle tumeur à un cobaye femelle pesant 450 grammes.

20 février. Le cobaye a mis bas.

7 mars. Poids 390 grammes, petits ganglions dans l'aisselle gauche. Localement rien.

22 mars 1899. Les ganglions n'ont pas progressé, l'état du cobaye s'améliore.

Avril. Le cobaye va bien.

6° Ensemencement du mucus de la fosse nasale.

27 octobre 1898. Petites colonies blanches, staphylocoques, diplocoques.

7° Inoculation du mucus, le 29 octobre 1898, à un cobaye femelle. Poids 410 grammes.

31 octobre 1898. Cobaye très fatigué, amaigri. Abcès local et pus.

3 novembre 1898. Tissu escharrifié au niveau de l'inoculation, grand comme une pièce de 5 francs ; à droite et à gauche, sourd du sang en assez grande abondance.

9 novembre 1898. Escharre grande comme une pièce de 5 francs, petits ganglions dans l'aine droite ; surtout amaigrissement considérable.

8 novembre 1898. Elimination de l'escharre.

11 novembre 1898. Rétraction de la patte droite de devant par cicatrisation vicieuse de l'escharre. Ganglions des deux côtés de l'aine.

15 novembre 1898. Poids 410 grammes, ganglions douteux et escharre bien.

17 novembre 1898. Ganglions, aisselle gauche et aine droite.

1er décembre 1898. Petits ganglions dans l'aisselle gauche et dans l'aine.

22 décembre. Plus grand'chose.

14 janvier 1899. Pleine, 510 grammes. Localement rien. Rétraction cicatricielle de la patte très atténuée. Le cobaye continue à aller très bien.

Le petit malade a été soigné pendant près d'un an environ pour son lupus de l'aile du nez, nous l'avons revu le 12 octobre 1899 et nous constatons :

Que la perte de substance de l'aile du nez est guérie.

Dans les fosses nasales : à gauche, les cornets moyen et inférieur sont très atrophiés et recouverts de muco-pus très épais et dans d'autres parties de croûtes jaunâtres non ozénateuses.

La muqueuse a l'air pâle et décolorée, tandis qu'elle est plus colorée dans le coryza atrophique. Un lavage fait sortir des deux côtés des sécrétions vert citrin ayant une tendance à former des petites croûtes.

Du côté droit, le cornet inférieur a presque son volume normal, le cornet moyen est atrophié et la muqueuse est très lisse.

Les caractères du coryza sont assez particuliers pour que nous les indiquions ici en détail.

En premier lieu, cette hypersécrétion paraît précéder l'apparition des lésions lupiques de la face. C'est ce qui ressort très nettement de l'observation qui précède, moins évidemment de l'observation que nous faisons suivre, et enfin c'est ce qu'a remarqué et noté M. Dubreuilh.

OBSERVATION II

Coryza avec lupus du nez.

Rose G..., treize ans. 14 décembre 1898. A été à l'hôpital des Enfants.

Antécédents héréditaires. — Mère morte à trente-trois ans (il y a dix ans) d'infection puerpérale par fausse couche de trois mois. Père bien portant, accuse cependant un bouton à la verge qui ne semble pas avoir été un chancre. Une sœur aînée morte à sept ans (il y a huit ans).

amaigrissement, cachexie et gros ventre, à l'hôpital des Enfants. Un frère vit, a onze ans, a eu mal aux yeux, écoulement d'oreilles. Actuellement, paraît-il, maigre, pas très développé.

Père remarié : sa nouvelle femme n'a jamais fait de fausse couche. Elle a eu trois accouchements à terme et trois enfants morts en bas âge : trois mois, six mois, vingt mois.

Un cousin mort tuberculeux probablement, il y a six mois, à l'âge de vingt-cinq ans, aurait été malade depuis deux ans environ.

Antécédents personnels. — A terme. Rougeole. Deux fluxions de poitrine. Il y a huit ans, à cinq ans, mal aux yeux, croûtes à la tête, pas d'écoulement d'oreilles, adénite suppurée cervicale. Probablement aussi herpétides de l'entrée du nez et coryza (très difficile d'obtenir des renseignements précis).

Histoire de la maladie. — Début du lupus au niveau du menton, il y a dix mois environ, guérit. Ensuite (difficile à savoir exactement), le nez se prend au niveau des narines et du dos du nez, en même temps qu'au niveau des points lacrymaux. Dans l'intervalle, ou un peu avant, coryza très intense.

Actuellement, lésion lupique guérie au menton, aux joues, large comme une pièce de 50 centimes. Au nez, lupus en voie d'évolution, rougeur de la peau tout le long du sillon oculo-nasal; rougeur aux points lacrymaux. Pas d'écoulement d'oreilles. Les lèvres ne sont pas infiltrées. Pas de mal aux yeux. Ganglions cervicaux et sous-maxillaires. Une amygdale hypertrophiée. L'enfant ne tousse pas. Elle mange bien. Pas réglée. Peu développée pour son âge.

Nez : mouche des sécrétions blanc jaunâtres.

L'examen rhinoscopique montre des deux côtés une muqueuse pâle, grenillée, recouverte de petites croûtes jaunâtres; elle n'est pas saignante, on n'y découvre pas d'ulcérations. Un peu d'atrophie des cornets, particulièrement du côté de la fosse nasale gauche.

Bactériologie. — Ensemencement du mucus nasal, le 14 novembre 1898, sur sérum.

15 novembre 1898. Colonies blanches confluentes, humides, diplocoques, bacilles ne prenant pas le Gram très nombreux, coli-bacille.

Inoculation du mucus nasal, le 14 novembre 1898, à cobaye femelle du poids de 460 grammes,

17 novembre. Peu d'inflammation locale. Avortement.

1er décembre. Ganglions ronds, très mobiles sous le doigt.

22 décembre. Gros ganglions, à gauche et à droite, dans l'aine.

14 janvier 1899. Poids 390 grammes. Ganglions assez volumineux dans l'aine droite ; plus petits dans l'aisselle gauche. Localement, rien.

Février. Le cobaye se remonte et finit par très bien se porter.

Octobre. Cette petite malade vient d'être examinée à la Clinique et l'on constate : d'abord extérieurement, les lésions lupiques de la face sont guéries. Du côté du nez : l'extrémité est le siège de deux pertes de substance absolument symétriques, semblables, séparées par la cloison ; elles ont près de 1 centimètre de hauteur et de 1/3 de centimètre de largeur ; les bords en sont cicatrisés. Fosse nasale droite : la cloison paraît saine ; la partie antérieure du cornet inférieur est ulcérée, elle paraît rongée, mitée. Le fond a une coloration plus pâle que la muqueuse de la cloison et la surface en est grenillée ; sur un point de cette surface il existe une petite croûte jaune pâle, et à côté d'elle une extravasation sanguine. Cette ulcération se continue à la partie inférieure par une surface bosselée qui va rejoindre le plancher de la fosse nasale. De même le cornet inférieur, sauf à sa partie tout à fait antérieure, est très volumineux, bosselé, irrégulier, et touche la cloison. Il n'existe pas d'adhérences entre ce cornet inférieur et la cloison. La muqueuse saigne au moindre contact. Au toucher, le tissu est mou.

Fosse nasale gauche : très élargie, surtout au niveau du cornet moyen, presque complètement détruit. Le cornet inférieur, ce qui reste du cornet moyen et la partie médiane et profonde de la cloison sont recouverts de petites croûtes jaune pâle, reposant sur une surface irrégulière, érodée, présentant de petites saillies molles, saignant facilement.

Gorge : rien de particulier sur la muqueuse du voile, ni sur la langue. Dans son ensemble, amygdale droite hypertrophiée, mais se trouve elle aussi atteinte de lupus. En effet, la surface n'en est pas lisse, mais grenillée elle aussi. Elle offre des bosselures nombreuses, analogues à des grains de mil, qui émergeraient de la profondeur. L'épithélium est desquamé, et la face supérieure, qui regarde l'union des deux piliers, présente une ulcération lupique assez profonde. Amygdale gauche pas hypertrophiée et unie à sa surface. On remarque, par contre, en arrière et tout le long du pilier postérieur gauche, un bourrelet de muqueuse irrégulière qui vient faire saillie sur la ligne médiane au moment des contractions du voile de palais. Le larynx est sain.

Le coryza dont nous parlons a pour caractères d'être une sécrétion abondante de muco-pus un peu épais, jaunâtre, capable d'irriter les parties cutanées sur lesquelles elle passe, telle l'entrée des fosses nasales; il s'accompagne d'obstruction nasale; il peut donner lieu parfois à de petites croûtelles du vestibule nasal, mais nous ne pensons pas qu'il aboutisse, comme l'écrit M. Dubreuilh, à des croûtes épaisses. D'après ce que nous avons cru remarquer, en effet, cette formation de croûtes épaisses n'est pas l'apanage de cette période où existe simplement le coryza sans lésion lupique. On la trouve, au contraire, chez les anciens lupiques de la face avec lupus des fosses nasales; c'est même chez eux un phénomène très désagréable, dont ils se plaignent souvent et dont ils demandent à être débarrassés.

OBSERVATION III

**Coryza purulent chez un sujet ayant du lupus des fosses nasales
et de la face.**

Gustave C..., vingt-trois ans, 12 novembre 1898.

Antécédents héréditaires. — Sa mère est morte de tuberculose, son père d'une maladie de cœur. Il a huit frères et sœurs. Il ne reste que lui et un frère; un de ceux qui sont morts a péri à la suite d'un accident, un autre était poitrinaire.

Antécédents personnels. — A eu, il y a longtemps, à une époque qu'il ne peut préciser, des lésions de la face; il a perdu la vue il y a une quinzaine d'années.

Actuellement, si on l'examine, on constate plusieurs points lupiques à la face, améliorés ou guéris. Au cou, à la région sous-maxillaire, il

présente des traces cicatricielles d'adénite suppurée. A part cela, il
paraît assez vigoureux.

Nez : quand on l'interroge au point de vue nasal, il déclare ce que
l'examen rhinoscopique confirme ensuite : moucher assez épais, mais être
surtout incommodé par la présence de croûtes assez volumineuses desséchées, qui lui procurent les ennuis de l'obstruction nasale.

Sur l'aile gauche du nez, existe une lésion lupique allant sur le cornet
inférieur gauche.

Examen rhinoscopique. — A gauche, la muqueuse est légèrement
irrégulière, à surface mamelonnée ; il existe un point de lupus à la partie
antérieure du cornet inférieur ; la muqueuse est plutôt atrophiée. La
cloison est perforée au niveau du fibro-cartilage de la fosse nasale, qui
est remplie de muco-pus à la partie postérieure. Cette perte de substance a une forme irrégulière, des bords fongueux, surtout à la partie
postérieure : elle a les dimensions d'un pois et se trouve située à l'entrée
du nez (à la partie inférieure du fibro-cartilage) ; la cloison est déjetée
vers le côté droit.

A droite, du côté de la cloison, on trouve une saillie correspondant à
la dépression opposée ; la muqueuse est épaissie, légèrement bourgeon-
nante au niveau de la perforation ; elle saigne facilement ; sur le cornet
inférieur, la muqueuse est légèrement tomenteuse, recouverte d'un
petit exsudat croûteux ; le plancher est irrégulier à sa partie antérieure ;
on trouve un point d'inoculation lupique tout à fait à l'entrée à l'union
de la muqueuse et de la peau.

En résumé, on constate des lésions lupiques très accusées de la face,
des lésions anciennes des deux fosses nasales, car la perforation de la
cloison date de longtemps, et une légère atrophie des cornets avec des
croûtes assez volumineuses.

On ne trouve rien de particulier ni aux poumons ni aux autres
organes.

Bactériologie. — Ensemencement du mucus sur sérum, le 11 novembre 1898 : colonies confluentes, humides, blanchâtres, étalées (staphylocoques, diplocoques).

Première inoculation avec le mucus nasal, le 11 novembre 1898.
Cobaye femelle, poids 455 grammes.

15 novembre, ganglions dans l'aine droite ; poids 460 grammes.

17 novembre, ganglions dans les deux aines et dans l'aisselle. 1er décembre, petits ganglions dans les deux aines. 22 décembre, ganglions partout ; avortement. 14 janvier 1899, ganglions dans les deux aines et dans l'aisselle ; poids 450 grammes. 8 mars, poids 475 grammes, pleine ; pas de ganglions. Localement rien. 22 mars, le cobaye est tué : il ne présente rien.

Deuxième inoculation avec du tissu mou pris sur le cornet inférieur gauche, le 4 février 1899. Cobaye mâle, poids 430 grammes.

Le 4 février, localement rien ; petits ganglions. 20 février : cobaye très amaigri. 14 mars : mort du cobaye.

Autopsie. — Poumons congestionnés. Quelques adhérences péritonéo-intestinales au niveau de l'inoculation : rien autre. Tous les organes sont un peu congestionnés. Il n'existe pas de traces de tuberculose.

Nous avons remarqué ce même ennui de l'obstruction nasale par des croûtes chez une autre malade dont nous ne rapportons pas l'observation ici : cette malade avait des lésions lupiques avancées dans la fosse nasale ; une assez large perforation de la cloison ; des croûtes jaunâtres plutôt que verdâtres, exceptionnellement vert citrin, mais n'ayant jamais l'aspect des croûtes vert foncé du vrai coryza atrophique ozénateux. La petite manœuvre destinée à les enlever, même alors qu'elle était pratiquée aussi doucement que possible, ne manquait pas de faire saigner la muqueuse ; l'irrigation nasale, au contraire, n'avait pas cet inconvénient.

Dans aucun cas de coryza de cette nature, la sécrétion n'a d'odeur bien particulière ou bien accusée : quelquefois très épaisse, elle est parfois plus ou moins fluide et s'écoule soit par la narine antérieure soit dans le naso-pharynx.

Ce catarrhe existe sans lésions nasales ou avec des lésions nasales qui ne sont autres que celles du lupus ordinaire des muqueuses. Quand il n'y a pas de lésions lupiques de la muqueuse, cette dernière est simplement un peu plus pâle que d'habitude : elle présente parfois une surface un peu irrégulière, sans qu'on trouve aucune érosion. Si cet état morbide aboutit à l'atrophie des cornets et de la muqueuse, il n'en existe pas moins une différence très considérable entre l'aspect qu'offre cette muqueuse et celui qu'elle revêt dans le coryza atrophique ozénateux. Dans le premier cas elle est pâle, décolorée, tandis que dans le coryza atrophique elle a une toute autre coloration.

Bactériologie. — Hâtons-nous de dire que les recherches bactériologiques auxquelles nous nous sommes livré ont été loin de satisfaire complètement notre esprit. Nous en donnons la raison un peu plus loin.

Dans les diverses préparations que nous avons examinées, exception faite de la recherche du bacille de Koch, dont nous allons reparler, nous n'avons rencontré aucun élément microbien prédominant. Pour mieux en juger, nous allons réunir et rapprocher ici ces résultats..

OBSERVATION I (¹). — Staphylocoques – diplocoques. — La tumeur lupique elle-même avait donné à l'ensemencement : staphylocoques — microcoques.

OBSERVATION II. — Staphylocoques — diplocoques.

OBSERVATION III. — Diplocoques – bacilles ayant l'aspect du coli-bacille.

OBSERVATION (que nous n'avons pas rapportée dans le corps de notre thèse). — Streptocoques longs à gros grains — coli-bacilles — bacilles ressemblant au Lœffler — diplocoques — bacilles courts ressemblant à du Lœffler — microcoques fins.

OBSERVATION (qui ne paraîtra pas en détail). — Colonies petites très distinctes — microcoques, peu — strepto-bacilles — diplocoques — pneumocoques — bacilles longs, effilés, non parallèles, flexueux, moins épais que le bacille de Lœffler.

(¹) Nous tenons à faire remarquer dès le commencement de ces résultats bactériologiques que la reconnaissance des espèces microbiennes rencontrées dans ces différentes analyses n'a pu être faite d'une manière complète. Ces espèces, en effet, sont trop nombreuses pour que l'on puisse faire des séparations pour chacune d'elles et, cependant, la méthode des séparations pourrait seule arriver à les déterminer.

La recherche du bacille tuberculeux dans ces coryzas ne nous a donné que des résultats négatifs.

Nous avons d'ailleurs procédé de la même façon dans tous les cas. Après avoir nettoyé toute l'entrée des fosses nasales avec de l'alcool boriqué, nous avons fait moucher nos malades de façon que le mucus rejeté tombe dans un plateau stérilisé. Avec des pinces stérilisées nous le reprenions et le mettions dans un tube également stérilisé. C'est là que nous allions plonger notre fil de platine pour faire l'ensemencement ; c'est ce mucus que nous avons ensuite inoculé au cobaye. Nous avons hésité assez longtemps entre l'inoculation sous-cutanée et l'inoculation intra-péritonéale. Celle-ci nous paraissait beaucoup plus propice au genre de recherches que nous faisions : il nous semblait indiqué d'introduire dans le péritoine les substances inoculées, parce que, en admettant qu'elles fussent tuberculeuses, le bacille spécifique devait s'y trouver très rare. Nous avons craint, étant donnée la quantité de micro-organismes que nous avons toujours découverts dans le mucus nasal, de donner à nos cobayes des péritonites suraiguës mortelles. Aussi nous sommes-nous résigné à faire l'inoculation sous-cutanée. Est-ce pour cette raison que nos inoculations d'un liquide à bacilles de Koch peu nombreux ne nous ont donné que des résultats négatifs ? Est-ce que vraiment ce mucus n'était pas tuberculeux ? Nous n'osons conclure. D'autant moins que nous avons inoculé en même temps que la solution du coryza des substances manifestement tuberculeuses qui ne nous ont pas donné de résultats bien positifs. Entrons dans le détail de nos inoculations.

Dans l'Observation I, nous donnons les résultats de trois inoculations. Les deux premières ont été faites avec du tissu néoplasique cutané, la troisième avec le mucus d'un coryza coexistant dans la fosse nasale du côté de la néoplasie. Cette néoplasie cutanée était, notre examen histologique l'établit, manifestement du tissu lupique, où nous avons rétrouvé un certain nombre de cellules géantes ; de plus, la clinique confirma complètement cette assertion. Dans le cas particulier, l'évolution assez maligne de cette tumeur a été absolument celle d'un lupus ; le traitement qui l'a guérie enfin au bout d'un long temps, a été exclusivement celui que l'on applique aux tuberculoses cutanées. Nous avons donc, à n'en pas douter, inoculé du tissu tuberculeux ; nous l'avons recueilli à deux périodes différentes : 1° tout à fait au début de l'affection, et 2° trois mois et demi après le début, alors que le malade avait été déjà soigné. Malgré cela, aucun de nos deux cobayes n'a paru très sérieusement incommodé sur le moment, et n'est devenu tuberculeux. Est-ce que nous avions introduit sous la peau de nos animaux une trop petite quantité de substance ? C'est fort possible. Mais il est un rapprochement assez intéressant à faire : c'est que le mucus nasal, lui, a paru produire plus de désordres sans toutefois aller jusqu'à la tuberculose ; il a amené une ulcération qui a mis quelque temps à guérir ; le cobaye a notablement maigri ; d'ailleurs, tout est rentré dans l'ordre au bout d'un certain temps.

Dans l'Observation III, le mucus inoculé est celui provenant d'un coryza déclaré plusieurs mois auparavant et qui avait précédé une lésion lupique du dos du nez. Le résultat final au point de vue de la tuberculose a été absolument négatif.

Etant donnés les résultats peu encourageants que nous obtenions, nous avons fait une inoculation sous-cutanée de tissu franchement lupique destinée à nous servir de terme de comparaison. La quantité que nous avons injectée était certainement plus grande que dans les deux expériences de l'Observation I. Nous avons attendu patiemment, et trois mois après notre cobaye mourait absolument tuberculeux. Ce n'est donc pas simplement notre méthode d'injection sous-cutanée qui doit être incriminée, s'il est vrai que nous ayons inoculé des liquides tuberculeux.

Les expériences de l'Observation II sont assez intéressantes, sans être cependant très concluantes. Il s'agit de deux inoculations qui ont été faites l'une avec du mucus nasal assez épais ayant produit des croûtes assez volumineuses chez un lupique de la face avec cicatrices ganglionnaires du cou ; l'autre, avec un peu de tissu mou lupique de la fosse nasale. Le cobaye soumis à la première inoculation, quoique en bonne santé a été sacrifié quatre mois et demi après. L'examen macroscopique n'a rien révélé d'anormal. La deuxième inoculation a amené la mort de l'autre cobaye dans l'espace d'un mois et demi ; toutefois, l'autopsie n'a révélé que de la congestion du poumon, quelques adhérences péritonéo-intestinales, sans autres signes qui puissent permettre d'affirmer la tuberculose.

Nous confinant toujours dans le même groupe d'affections nous avons fait une nouvelle inoculation (septième) dont les conditions sont indiquées dans l'observation suivante :

Observation IV

Lupus du cornet inférieur gauche. Dacryocystite à droite.

L..., quatorze ans.

Antécédents héréditaires et personnels. — Son père est mort de la poitrine. Mère bien portante. A l'âge de cinq ans, fluxion de poitrine.

Histoire de la maladie. — Au mois de février dernier, elle était en traitement à l'hôpital des Enfants pour du lupus de l'angle externe de l'œil droit. Envoyée à ce moment à M. le Dr Moure on constate :

Du côté de la fosse nasale droite, rien de particulier ; le nez à peu près normal, le cornet inférieur est un peu atrophié ; la muqueuse est saine ; à gauche, le cornet inférieur est volumineux, porteur de lésions lupiques très accusées. Il n'y a de lésions de même nature en aucun autre point de la fosse nasale. Du côté de la bouche on note du lupus des gencives, rien ailleurs ni au larynx.

L'état général n'est pas très bon ; l'enfant est peu développée pour son âge. Elle ne tousse pas, a bon appétit. L'auscultation du poumon ne révèle rien.

Du côté de l'angle interne de son œil se collecte, vers le mois d'avril

1899, une tumeur liquide dont l'incision donne issue à du pus ; l'examen bactériologique de ce pus est celui-ci : microcoques et pas de bacilles de Koch.

Au bout de peu de jours, cette lésion s'améliore et prend un aspect très favorable. Dans l'intervalle on curette la fosse nasale gauche et on enlève un débris du cornet inférieur pour une inoculation. Au bout d'un certain temps, les lésions lupiques du nez paraissent améliorées ; celle de l'œil guérie. On soigne par l'ignipuncture le lupus des gencives qui continue sa marche.

Bactériologie. — La malade mouche très peu et nous n'avons jamais pu obtenir une quantité suffisante de mucus pour l'inoculation et même l'ensemencement. Nous avons cependant pratiqué une inoculation avec des débris du cornet inférieur lupique à un cobaye mâle du poids de 375 grammes, le 18 avril.

Quelques jours après, le cobaye avait des ganglions un peu partout, maigrissait, devenait cachectique. Il a fini par mourir le 6 mai, absolument tuberculeux.

6 octobre. La malade est revenue ; la lésion de l'œil paraît absolument guérie ; le cornet inférieur est en assez bon état mais n'est pas guéri ; l'affection n'a pas inoculé d'autres points. L'enfant mouche très peu.

Du côté des gencives, le lupus a déchaussé les deux incisives et n'est pas très amélioré.

L'état général n'est pas mauvais.

L'enfant ne tousse pas. Elle est réglée depuis peu de temps.

Le résultat a été positif et nous avons regretté que nous n'ayons pu inoculer du mucus de la fosse nasale. La petite malade ne mouchait malheureusement pas. Elle était, du reste, d'une indocilité qui nous aurait rendu difficile la tâche que nous voulions entreprendre. Il a donc fallu nous contenter d'inoculer une parcelle de son cornet inférieur qui était nettement lupique. Mais ce qui fait vraiment l'intérêt de cette observation c'est le fait de l'infection des voies lacrymales du côté opposé à la lésion nasale, alors que la fosse nasale du côté correspondant est restée intacte : cette lésion secondaire a, d'ailleurs, absolument guéri sous la simple incision.

CORYZAS PURULENTS AVEC ATROPHIE CHEZ DES STRUMEUX A DES DEGRÉS DIFFÉRENTS

Ce groupe se rattache par certains côtés à celui que nous venons d'étudier. Il existe, en effet, dans l'un et l'autre une sorte de coryza purulent dont les caractères macroscopiques sont les mêmes. Ce coryza se rencontre surtout chez l'enfant; c'est une sécrétion très anormale comme quantité, et l'enfant, quand il sait se moucher, salit plusieurs mouchoirs par jour. L'écoulement se fait soit en avant par les narines, soit dans le naso-pharynx. Descendant le long des parois de ce dernier, qu'il irrite souvent, le mucus nasal est ensuite dégluti. En avant, il humecte les narines et la lèvre supérieure, dont il altère la peau, provoquant l'apparition d'un érythème et parfois d'éruptions eczématiformes ou impétigineuses, ou bien une sorte d'œdème plus ou moins accusé de la région, une véritable bouffissure de la lèvre. Ces derniers caractères ne paraissent pas être ceux du groupe précédent.

Dans l'un et l'autre groupe, le mucus est quelquefois transparent, mais surtout épais; le plus fréquemment c'est du muco-pus jaune, filant, qui se dessèche parfois dans la fosse nasale et produit des croûtelles jaunâtres.

L'observation suivante (V) montre bien le type clinique que nous avons en vue dans ce deuxième groupe.

OBSERVATION V

Coryza purulent avec eczéma impétigineux de l'entrée du nez

Marthe D..., douze ans.

Antécédents héréditaires. — Père et mère bien portants; trois enfants morts en bas âge.

Antécédents personnels. — Nuls. Maladie d'estomac.

Aspect extérieur. — Bout du nez légèrement boursouflé, un peu rouge, ainsi que lèvre supérieure. A l'entrée des narines sur les ailes du nez, petites érosions recouvertes d'exsudats croûteux, jaunâtres, peu épais et petites fissures légères aux commissures antérieure et postérieure.

Examen rhinoscopique. — La fosse nasale est remplie de mucus épais, visqueux, couleur jaunâtre, muqueuse du cornet droit plutôt pâle et décolorée, plus rouge à gauche, aspect légèrement irrégulier, surtout au niveau de la partie antérieure de la cloison ; il existe un très léger gonflement du cornet inférieur.

Arrière-gorge : les amygdales ont un volume moyen et sont le siège d'une amygdalite chronique. Le pharynx est parsemé de saillies granuleuses, presque éraillées à leur surface et se continuant avec le tissu lymphoïde du naso-pharynx qui paraît un peu hypertrophié. L'amygdale pharyngée est recouverte aussi de mucus purulent ; adénoïdite chronique.

Yeux : rien. — Oreilles : rien. — Cou : adénite cervicale. — Poumons : rien.

Bactériologie. — Enduit pultacé de l'amygdale : ensemencement, le 4 novembre 1898 : staphylocoque, diplocoque, bacille ressemblant au Lœffler.

Mucus nasal : ensemencement le 4 novembre 1898 : staphylocoque, diplocoque, bacille ressemblant au Lœffler, streptocoque.

Première séparation le 8 novembre 1898. Amygdale : bacilles ressemblant au Lœffler et diplocoques. — Mucus nasal : colonies de bacilles ressemblant au Lœffler, moins pures.

11 novembre 1898. Deuxième séparation le 11 novembre 1898. Amygdales : rien que bacilles ressemblant au Lœffler, longs, fins, quelques-uns ponctués, quelques-uns en battant de cloche, bacilles moyens.— Ensemencement dans bouillon en ballon. — Mucus nasal : bacille ayant l'aspect du Lœffler, et nombreux microcoques.

On ne continue pas les séparations.

4 novembre 1898. Inoculation d'un cobaye mâle, poids 415 grammes avec mucus nasal, peu de mucus. 7 novembre. Rien, pas même une zone indurée. 11 novembre. Rien, bien portant. 15 novembre. Poids 460 grammes. 17 novembre. Petits ganglions dans l'aine gauche et aisselle

gauche. 1er décembre. Nombreux ganglions. 22 décembre. Petits ganglions.

1er janvier 1899. Poids 419 grammes. — Localement, rien. Pas de ganglions. 7 mars. Mort (épidémie). Autopsie, rien.

La muqueuse a des caractères analogues à ceux qu'elle présente dans le coryza des lupiques. Après avoir été au début un peu rouge et tuméfiée, elle est ensuite et surtout pâle, blanc grisâtre, d'aspect un peu irrégulier, particulièrement à une période assez avancée ; ce coryza, à moins qu'il ne soit enrayé, et si on le laisse évoluer, aboutit souvent, toujours même, à une atrophie de la fosse nasale, ainsi que le prouvent les observations suivantes. Cette atrophie nous paraît différer considérablement du coryza atrophique ozénateux, à cause de son début, à cause de l'aspect jaunâtre et jamais vert foncé des croûtes ; à cause de l'état de la muqueuse, qui est plutôt pâle, blanc grisâtre, que rosée et facilement saignante. Enfin, nous n'avons pas retrouvé dans cette affection les éléments microbiens que l'on signale dans le coryza atrophique avec ozène.

Observation VI

Coryza purulent avec atrophie et facies strumeux.

Germaine M…, six ans. Aspect extérieur : elle a le type des strumeuses blondes. Les lèvres sont bouffies, surtout la supérieure. Le nez est en forme de selle. Les yeux sont sains. Elle a de plus de l'adénite très prononcée, sous-maxillaire, cervicale. La lèvre supérieure est légèrement boursouflée ; elle déborde d'un centimètre environ la lèvre inférieure. La peau est rouge, recouverte d'un exsudat jaunâtre se poursuivant jusqu'à l'entrée des narines et dépassant l'union de la peau et de la muqueuse. Il existe un amas d'exsudat jaunâtre et de légères fissures sur le bord.

Par la rhinoscopie antérieure on voit tous les signes d'un coryza atrophique avec de petites croûtes jaunâtres ressemblant à celles de l'extérieur. Les amygdales sont très petites. Le pharynx est recouvert d'un exsudat purulent. Il est impossible de voir dans le naso-pharynx.

On ne trouve rien aux oreilles. L'auscultation ne révèle rien aux poumons. La sœur est examinée aussi pour la même affection.

Bactériologie. — Ensemencement le 6 janvier 1899 sur sérum : streptocoques à gros éléments légèrement aplatis, diplocoques, coli-bacilles, bactéries légèrement flexueuses prenant le Gram.

Inoculation le 6 janvier 1899 à un cobaye femelle. Poids 388 gram.

14 janvier. Localement, escharre volumineuse, non encore détachée, grande comme une pièce de 2 francs. Ganglions assez volumineux dans l'aisselle gauche, petits ganglions dans l'aine gauche.

18 janvier. Poids 390 grammes.

26 janvier. Mort dans la soirée. Le lendemain matin il était en partie mangé par ses congénères. Il a été impossible de vérifier quoi que ce soit. La tuberculose est très peu probable.

Observation VII

Coryza purulent avec atrophie.

Paula M..., dix ans, sœur de Germaine M...

Antécédents. — Nous n'avons rien relevé de saillant.

État actuel. — Cette petite malade est une blonde au facies strumeux, aux lèvres épaisses, avec de l'adénite cervicale et sous-maxillaire légère. La lèvre inférieure est, en particulier, le siège d'un eczéma ; elle est tuméfiée et déborde la lèvre supérieure. Celle-ci est moins altérée, presque saine. Rien aux yeux. A l'entrée des fosses nasales on retrouve une érosion légère recouverte d'un exsudat jaunâtre.

Examen rhinoscopique. — Des deux côtés, on découvre de l'atrophie très accusée surtout à gauche et qui porte sur les cornets inférieur et moyen, du muco-pus à l'union du cornet moyen et de la cloison. Dans le naso-pharynx et le pharynx on trouve du muco-pus.

Bactériologie. — Ensemencement du mucus le 6 janvier 1899 : bacilles ayant l'aspect du coli-bacille, streptocoques à éléments fins, diplocoques prenant le Gram, bactéries longues ressemblant quelques-unes au strepto-bacille, d'autres aux bacilles de Lœffler.

Inoculation du mucus à un cobaye mâle du poids de 300 grammes, le 6 janvier 1899.

9 janvier. Mort du cobaye.

Autopsie. — Rien au péritoine. Rien aux poumons. Les plèvres sont congestionnées ainsi que les reins et la rate. L'examen du sang du cœur ne décèle rien. Localement, œdème de la paroi et pus au niveau du point d'inoculation.

OBSERVATION VIII

Coryza purulent avec coryza atrophique.

Marcelle M..., huit ans et demi.

Antécédents héréditaires. — Mère présente du coryza atrophique avec croûtes. Un frère atteint de la même affection.

Antécédents personnels. — En 1895, petites végétations adénoïdes. Otite moyenne catarrhale double. Adénotomie le 18 avril 1896. Amygdalotomie double.

Etat actuel. — Bouffissure de la face en général et des lèvres en particulier. Eczéma impétigineux qui ne dépasse pas le vestibule du nez. Nez un peu épaté. Narines rouges des deux côtés.

Examen rhinoscopique. — Tous les signes du coryza atrophique portant sur les cornets inférieurs et moyens des deux côtés avec sécrétion purulente. Le coryza atrophique présente des croûtes jaunes. La muqueuse des fosses nasales, de couleur normale, est recouverte d'un enduit jaunâtre sans odeur. Cornets inférieur et moyen très atrophiés. Ilots purulents.

Du côté des yeux, on ne constate rien de particulier. Les oreilles, qui étaient le siège d'otite catarrhale, vont mieux. Au cou, la malade est porteur de ganglions assez nombreux. L'auscultation du poumon ne décèle rien, pas plus que l'examen des autres organes.

Bactériologie. Ensemencement du mucus nasal le 8 novembre 1898.

11 novembre. Mucus nasal : microcoques, surtout bactéries prenant le Gram : bacilles allongés prenant très bien le Gram ; plus longs, plus fins, plus grêles que les bacilles de Lœffler, mais dont l'aspect général pourrait rappeler ce dernier. Les colonies ont poussé d'une façon très

intense, difficiles à différencier ; cependant il y a un développement large de colonies humides confluentes au milieu desquelles se remarquent d'autres colonies ponctuées et blanches.

Inoculation d'un cobaye femelle poids 400 grammes, le 8 novembre 1898 (petite quantité de mucus).

11 novembre 1898. Adhérences locales autour du point d'inoculation. Pas de ganglions.

15 novembre. Quelques petits ganglions aine droite. Poids 385 grammes.

17 novembre. Ganglion à l'aisselle gauche et tendance à en avoir à droite.

14 janvier 1899. Localement rien. Poids 420 grammes. Ganglions à l'aisselle gauche à peu près disparu.

OBSERVATION IX

Coryza atrophique avec facies strumeux.

Marie-Louise L..., treize ans, 9 décembre 1898.

Antécédents personnels. — La malade a été opérée, il y a un an environ, de végétations adénoïdes.

Aspect extérieur : On remarque de l'adénite sous-maxillaire et cervicale dont les ganglions sont durs et forment une chaîne continue, ils ne sont pas douloureux ; à droite, un peu plus volumineux, ils descendent jusqu'à la clavicule. Les yeux rien de particulier. Le nez un peu volumineux à son extrémité. Entrée des narines éraillée. Fosses nasales : la muqueuse des cornets est un peu rouge des deux côtés ; le cornet inférieur gauche, plutôt un peu volumineux ; le droit, plutôt atrophié ; la muqueuse a un aspect lisse et uni ; un exsudat jaunâtre, muco-purulent, va jusqu'au cornet moyen qui est un peu polypoïde. Il existe du coryza atrophique postérieur.

Les amygdales sont de volume moyen, mais ne dépassant pas les piliers. La paroi pharyngienne est sèche, vernissée, recouverte d'un petit enduit croûteux et jaunâtre qui remonte jusque dans le naso-pharynx où il est beaucoup plus liquide.

Du côté des oreilles, il y a des synéchies et des signes d'otite catarrhale (cette persistance doit être due à ce catarrhe rétro-nasal).

Le toucher digital du naso-pharynx ne donne rien. Les fossettes très libres, lisses.

Bactériologie. — Ensemencement du mucus nasal sur sérum, le 9 décembre 1898. Microcoques prenant le Gram, bacille coli communis, diplocoques prenant le Gram, pneumocoques.

Décembre 1898. Première inoculation du mucus nasal de L... à un cobaye du poids de 425 grammes. Ce cobaye meurt le 15 décembre. L'autopsie ne montre rien, si ce n'est quelques ganglions que l'on inocule à un autre cobaye.

Deuxième inoculation à un cobaye mâle de 400 grammes, le 16 décembre.

22 décembre rien. — 14 janvier 1899, poids 430 grammes. Localement rien, il existe à peine quelques ganglions dans l'aine droite. — Février, rien de particulier. — 7 mai, poids 390 grammes. Cobaye amaigri. Localement rien. — 14 mars, le cobaye meurt et son autopsie ne montre rien. L'estomac est énorme, extrêmement dilaté, c'est tout.

En somme, dans la catégorie de coryzas que nous étudions en ce moment, nous comprenons les rhinites purulentes ou muco-purulentes, susceptibles de provoquer des fissures des narines, de l'œdème de la lèvre supérieure, de l'infection du pharynx, des trompes et de l'oreille moyenne, d'amener des troubles oculaires, d'origine mécanique, réflexe ou plutôt infectieuse, peut-être des adénites cervicales comme l'indique l'observation suivante :

OBSERVATION X

Coryza aigu avec adénite cervicale chez un sujet devenu plus tard tuberculeux pulmonaire.

Madeleine M..., vingt et un ans, lingère, 18 novembre 1898.

Antécédents héréditaires. — Père mort accident. Mère, cinquante-cinq ans, bien portante. Deux frères bien portants. N'en a pas perdu en bas âge.

Antécédents personnels. — Réglée à quinze ans et mal réglée. Fièvre muqueuse à neuf ans. Fluxion de poitrine à onze ans et demi, bronchite et écoulement de sang par le nez. [Mal aux yeux à douze ans et adénite cervicale à ce moment-là. Elle n'a pas une notion bien précise de ce qui s'est passé du côté de son nez, mais se souvient qu'elle avait commencé par moucher beaucoup.

Elle a eu une grossesse terminée par un accouchement à terme le 3 octobre (un siège). Enfant maigre, petit (4 livres), a été mis au biberon à la Maternité, sa mère n'ayant pas de lait.

Histoire de la maladie. — Nez malade autrefois et depuis quinze jours présentant les signes de coryza avec mucus sanglant ; érosion de l'entrée du nez.

État actuel. — Adénite généralisée volumineuse, cervicale, sous-maxillaire, axillaire, dans l'aine.

Auscultation : Respiration rude aux deux sommets. Cœur : rien, pas de souffle. Estomac : peu d'appétit. Intestin : constipation.

Yeux : tares de la cornée. Oreilles bonnes. Facies pâle, décoloré, anémié ; pertes blanches. Les lèvres sont minces.

Du côté de l'entrée du nez on trouve des érosions

Examen local. — Muqueuse nasale assez gonflée, pas très colorée cependant. On ne peut pas bien voir dans les fosses nasales. Plus tard, la malade a été revue et examinée au point de vue de ses fosses nasales : muqueuse pâle, décolorée des deux côtés, atrophie accusée sans croûtes.

Bactériologie. — Ensemencement mucus nasal le 18 novembre 1898 sur sérum : peu poussé, sauf une grande colonie de staphylocoques, microcoques prenant le Gram et diplocoques ne prenant pas le Gram.

Inoculation à cobaye n° 20, poids 440 grammes (femelle) avec mucus nasal, le 19 novembre 1898.

9 décembre. Ganglions dans l'aine gauche et droite.

22 décembre. Même état des deux côtés.

14 janvier. Elle est pleine : 562 grammes ; on ne trouve pas de ganglion. Elle met bas, continue à se bien porter.

Bactériologie. — Nous avons donc essayé de réunir ici les malades présentant le type strumeux qui ont servi pour nos recherches bactériologiques. On pouvait, en effet, chez ceux-ci, sans paraître exagéré et sans vouloir tout ramener à une affection nasale, on pouvait, disons-nous, en

reléguant la diathèse strumeuse au second rang, croire
que le coryza, lésion locale, avait donné naissance aux
accidents que nous avons signalés. Si, d'une part, ce coryza
a des analogies avec le coryza des lupiques, si l'on admet
encore qu'il peut donner lieu à de l'hypertrophie cervicale
ganglionnaire tuberculeuse (¹), nous avions le droit, à un
moment donné, de nous demander s'il n'était pas lui-même
de nature tuberculeuse. Nous pouvions espérer que l'étude
microbienne nous en révélerait la véritable nature.

Voici groupés les résultats obtenus :

OBSERVATION V. — Ensemencement du mucus nasal : Staphylocoques — diplocoques — bacille semblable au Lœffler
— streptocoques.

Inoculation : résultat négatif au point de vue tuberculose.

OBSERVATION VI. — Ensemencement du mucus nasal : Streptocoques — diplocoques — bacilles ayant l'aspect du
coli-bacille — bactéries légèrement flexueuses prenant le
Gram.

Inoculation : Le cobaye inoculé est mort en douze
jours; il était en partie mangé par ses congénères. Impossible de vérifier quoi que ce soit; tuberculose peu probable.

OBSERVATION VII. — Ensemencement : Bacille ayant l'aspect
du coli-bacille — streptocoques à éléments fins — diplocoques prenant le Gram — bactéries longues, flexueuses
ressemblant les unes à des strepto-bacilles; quelques-unes
sont en battant de cloche, d'autres parallèles, mais d'apparence plus volumineuses que le Lœffler — microcoques.

Inoculation : Le cobaye inoculé est mort le troisième
jour; l'autopsie n'a rien révélé au point de vue de la
tuberculose.

OBSERVATION VIII. — Ensemencement du mucus nasal : colo-

(¹) Voir l'Observation X.

nies humides, confluentes, au milieu desquelles se remarquent d'autres colonies ponctuées, blanches — microcoques — bacilles allongés prenant très bien le Gram,
plus longs, plus fins que le bacille de Lœffler mais dont
l'aspect général rappellerait ce dernier.

Inoculation : négative au point de vue tuberculose.

OBSERVATION IX. — Ensemencement du muscle nasal : microcoques prenant le Gram — pneumocoques.

Inoculation : cobaye mort le huitième jour ; comme il
avait des ganglions on utilise ces derniers pour une
deuxième inoculation qui reste négative au point de vue
de la tuberculose.

OBSERVATION X. — Ensemencement du mucus nasal : peu
poussé sauf une grande colonie de staphylocoques —
microcoques prenant le Gram — diplocoques.

Inoculation : négative au point de vue tuberculose.

OBSERVATION XI (Voir plus loin). — Ensemencement du mucus nasal : microcoques.

Première inoculation du mucus : résultat négatif au
point de vue de la tuberculose. Nous avons en même
temps inoculé les végétations adénoïdes dont était porteur le même sujet.

Deuxième inoculation : résultat négatif au point de vue
tuberculose.

OBSERVATION XII (sera rapportée plus loin en détail). — Ensemencement du mucus : Streptocoques longs et courts —
diplocoques prenant le Gram — bacilles ne prenant pas
le Gram, quelques-uns en strepto-bacilles — microcoques
prenant le Gram.

Inoculation du mucus : résultat négatif au point de vue
de la tuberculose.

OBSERVATION XIII (sera rapportée plus loin). — Ensemencement du mucus nasal : dès la prise, poussé abondamment — pneumo-bacilles, très grande quantité — microcoques — diplocoques — pneumocoques — bacilles ressemblant au Lœffler.

Ensemencement du mucus du naso-pharynx : aucun développement de colonies.

Plus tard : Ensemencement de mucus nasal ayant séjourné dix jours dans un tube stérilisé : bacilles prenant le Gram, courts, quelques-uns en strepto-bacilles — diplocoques — microcoques — pneumo-bacilles — pneumocoques.

Inoculation : résultat négatif au point de vue tuberculose, bien que le cobaye soit mort amaigri et présentant des kystes du foie ; on n'a jamais retrouvé le bacille de Koch.

OBSERVATION XIV (est rapportée en détail plus loin). — Ensemencement du mucus nasal : développement rapide — pneumo-bacilles très nombreux — bacilles prenant le Gram à forme de bacille de Lœffler.

Inoculation du mucus : négatif au point de vue tuberculose.

OBSERVATION XV (rapportée plus loin). — Ensemencement du mucus nasal (27 novembre 1898) : Pneumocoques exclusivement.

Inoculation à cobaye (27 novembre 1898) : mort de pneumococcie six jours après.

Ce cas rappelle celui de Netter en 1888 (Société anatomique) qui trouva le pneumocoque de Talamon-Frœnkel dans les fosses nasales et constata en même temps que l'inoculation aux animaux les tue par infection pneumonique.

Ensemencement du mucus des fosses nasales ayant séjourné plusieurs jours dans un tube sérilisé (26 janvier 1899) : Très poussé — microcoques — diplocoques — pneumocoques — bacilles prenant le Gram semblables au Lœffler.

Ensemencement du mucus du naso-pharynx (3 février) : bacilles semblables au Lœffler — staphylocoques — diplocoques — pneumocoques.

Ensemencement du mucus nasal antérieur (février) : pneumo-bacille.

On voit que la flore microbienne de ces coryzas est variable. Il y a bien des éléments qui se retrouvent à peu près constamment dans le mucus nasal que nous avons étudié, mais il ne nous paraît pas possible de diagnostiquer l'affection par son examen bactériologique. Notons, cependant, qu'on trouve à peu près communément des microcoques et des staphylocoques en grande quantité.

Quant à l'inoculation au cobaye, elle a été, toutes les fois, négative au point de vue de la tuberculose. Est-ce à dire qu'on puisse fermement affirmer qu'il ne s'agissait pas, dans l'espèce, de mucus tuberculeux ? Nous ne le croyons pas. Mais il est permis de présumer, non sans raison, que ce coryza n'a pas l'origine bacillaire que nous recherchions; que si, en particulier, cette affection a pu donner naissance à des ganglions vraisemblablement tuberculeux, il s'est peut-être produit d'abord une inflammation simple de ces ganglions sur laquelle s'est greffé secondairement le bacille de Koch.

CORYZAS PURULENTS CHEZ DES SUJETS SAINS

Nous n'avons pas arrêté là nos recherches et nous avons voulu établir la nature bactériologique de coryzas analogues aux précédents objectivement, macroscopiquement, observés chez des sujets d'état général excellent, sans le facies strumeux.

OBSERVATION

Coryza purulent chez un sujet non strumeux.

Angèle B..., cinq ans. Pas d'antécédents héréditaires. A perdu un frère d'entérite à quatre mois. Mère aucune fausse couche. Au point de vue personnel, bronchites nombreuses.

Histoire de la maladie. — Elle a un écoulement de mucus purulent depuis un mois environ. Légère obstruction nasale et petites fissures à l'entrée des narines de chaque côté. Coryza atrophique à droite. Coryza hypertrophique à gauche.

L'état général est excellent. Pas d'adénite cervicale. Rien de pathologique dans aucun autre organe.

Le mucus est filant, assez clair, venu surtout du côté gauche.

Bactériologie. — Ensemencement du mucus nasal : Diplocoques —
pneumocoques — bacilles parallèles prenant le Gram, courts, ressemblant au bacille de Lœffler.

Inoculation le 23 février à cobaye mâle. Poids 455 grammes. Mort
le 1er mars. Rien de particulier.

OBSERVATION

Coryza purulent chez un sujet non strumeux.

L..., quinze ans, écolier, père plâtrier, le 30 décembre 1898. Pas
d'antécédents.

Etat actuel. — Le nez est un peu aplati, à peine une légère fissure à
l'angle de la narine droite ; petit ganglion sous-maxillaire très mobile :
rien de cervical.

Fosses nasales : la muqueuse a l'aspect rosé ordinaire ; elle est lisse.
Cornets inférieurs plutôt volumineux surtout à la partie postérieure et
recouverts en arrière d'exsudat filant jaunâtre un peu épais tombant dans
le pharynx.

A l'examen de la gorge, on voit les deux amygdales volumineuses
débordant un peu les piliers. Le pharynx est un peu sec et vernissé.

Etat général excellent. Beau garçon, solide. Rien à noter.

Bactériologie. — Ensemencement : staphylocoques — diplocoques —
microcoques.

30 octobre 1898. Inoculation d'un cobaye mâle pesant 510 grammes
avec le mucus des fosses nasales.

7 novembre 1898. Adhérences de la peau autour du point d'inoculation, ganglions dans l'aine droite et gauche.

11 novembre. Petits ganglions dans l'aine droite.

15 novembre. Poids 600 grammes.

17 novembre. Ganglions dans l'aine gauche, mais surtout dans l'aine
droite, douteux dans l'aisselle.

1er décembre. Ganglions dans l'aine gauche.

22 décembre. Ganglions dans l'aine gauche.

14 janvier 1899. Poids 505 grammes. Ganglions à peine indiqués dans l'aisselle gauche et dans les deux aines.

Mars. Cobaye va bien.

Avril. Il est tué. Rien à l'autopsie.

Il est résulté de nos examens bactériologiques que la flore microbienne des coryzas purulents chez les enfants sains ne paraît pas différer de celle des coryzas du groupe précédent. D'autre part, l'inoculation de ce mucus pathologique n'a pas provoqué de tuberculose chez le cobaye.

CORYZAS PURULENTS ET ATROPHIQUES CHEZ DES TUBERCULEUX

Il nous a paru intéressant de voir ce que devenaient, bactériologiquement parlant, les coryzas purulents de notre deuxième groupe, à une période plus avancée de leur évolution habituelle vers l'atrophie, lorsqu'ils existaient chez des sujets tuberculeux.

Nos recherches ont porté sur cinq malades dont trois porteurs de laryngite tuberculeuse, un tuberculeux pulmonaire sans lésion laryngée, un petit malade présentant de la tuberculose de l'amygdale. Voici les résultats bactériologiques :

OBSERVATION XVI.— Ensemencement du mucus nasal (20 février 1899) : staphylocoques.

Ensemencement du mucus nasal conservé dans un tube stérilisé (23 février) : staphylocoques — bacilles courts ayant l'aspect du coli-bacille.

Inoculation : négative au point de vue tuberculose.

OBSERVATION XVII. — Ensemencement du mucus : streptocoques — diplocoques — pneumo-bacilles — bacilles ressemblant à celui de Lœffler.

Inoculation : négative au point de vue tuberculose.

OBSERVATION XVIII. — Ensemencement du mucus : diplocoques — staphylocoques — bacilles ressemblant à celui de Lœffler.

Inoculation : négative au point de vue tuberculose.

Observation XIX. — Ensemencement du mucus : bacilles ressemblant à celui de Lœffler — diplocoques.

Inoculation : négative au point de vue tuberculose.

Observation XX. — Ensemencement du mucus : bacilles ressemblant à celui de Lœffler — microcoques — staphylocoques dorés.

Inoculation : elle n'a pas pu être pratiquée parce que l'enfant trop petit ne nous a pas fourni assez de mucus.

Une fois de plus, notre recherche du bacille tuberculeux a été infructueuse. Nous ne l'avons retrouvé dans aucun cas. Quant à la flore microbienne du mucus recueilli, elle ne paraît présenter rien de bien caractéristique.

Observation XI

Coryza purulent avec impétigo à l'entrée du nez et végétations adénoïdes.

Daniel M..., treize ans, 26 novembre. Rien de particulier dans les antécédents.

Extérieurement, ce jeune homme présente un aspect à noter : le nez est légèrement tuméfié, la peau du nez est rouge, rugueuse, avec un pointillé rougeâtre se retrouvant sur la lèvre supérieure qui est épaissie. L'entrée des narines est le siège d'une desquamation se complétant au pourtour du nez sous la forme de petites croûtes jaunâtres et même brunes en certains points ; lorsqu'on les enlève, on trouve au-dessous la peau du vestibule du nez excoriée, fissurée et épaissie.

A l'examen rhinoscopique antérieur, la muqueuse des cornets est plutôt érodée, les cornets gauches sont peu volumineux ; à droite, le cornet inférieur est un peu tuméfié. Cet état est variable, le gonflement passant facilement d'un côté à l'autre. Le méat moyen des deux côtés est rempli de mucosités jaunâtres, filantes ; on en retrouve une partie découlant dans le naso-pharynx. Du côté de la bouche, on constate de l'hypertrophie des deux amygdales surtout à gauche. Elles font saillie en dehors du pilier antérieur. Naso-pharynx, végétations adénoïdes.

Rien aux yeux ni aux poumons.

Nous lui enlevons des végétations volumineuses le 26 novembre 1898.

Bactériologie. — Ensemencement le 26 novembre 1898. — Deux jours après, microcoques.

Inoculation le 26 novembre 1898. 1º Mucus nasal à cobaye femelle. Poids 460 grammes.

1er décembre 1898. Amaigrissement notable. Rien aux aines ni aux aisselles. — 10 janvier 1899. Gros ganglion dans l'aisselle gauche. Elle est pleine. Poids 507 grammes. — Février, rien à noter. — Mars, elle a mis bas et pèse 420 grammes ; ganglion dans l'aisselle droite et dans l'aine droite. — Fin mars et avril, le cobaye va très bien.

2º Inoculation des végétations adénoïdes enlevées, 26 novembre, à cobaye mâle. Poids 465 grammes.

28 novembre. Lymphangite et ulcération locale. — 1er décembre, abcès et amaigrissement ; pas de ganglions. — 22 décembre, abcès collecté au niveau du point d'inoculation. Pas de ganglions.

14 janvier 1899. Poids 460 grammes. Localement, rien ; gros ganglion. Dans l'aisselle gauche, ganglions aux deux aines. — Février. Poids 430 grammes. Ganglions diminuent.

14 mars. Mort du cobaye ; rien de particulier à l'autopsie.

OBSERVATION XII

Coryza purulent avec strume.

M. M..., douze ans, 27 janvier.

Antécédents héréditaires — Père mort tuberculeux à trente-six ans ; l'enfant avait sept ans ; autre enfant morte à quatorze mois.

Antécédents personnels. — Aucune maladie.

Histoire de la maladie. — Il mouche depuis trois ans, surtout à peu près exclusivement par la narine droite.

Actuellement, lèvre supérieure est épaissie ; on constate que le sujet est porteur d'une adénite cervicale.

L'examen des fosses nasales montre une muqueuse un peu pâle, à aspect irrégulier. Les cornets sont légèrement atrophiés ; cet état particulier prédomine du côté droit.

Les yeux et les oreilles n'ont rien. L'auscultation ne révèle rien aux poumons. Rien ailleurs.

Bactériologie. — Mucus fosses nasales ayant séjourné dans tube stérilisé. Prise le 26 janvier. Ensemencement le 30 janvier.

31 janvier. Nombreuses petites colonies ; quelques colonies blanches et larges. — Larges colonies : pneumo-bacilles nombreux, microcoques; petites colonies : diplocoques ne prenant pas le Gram, microcoques prenant le Gram.

Ensemencement du mucus le 2 février 1899.

6 février 1899. Streptocoques longs et courts, diplocoques prenant le Gram. bactéries ne prenant pas le Gram, quelques-unes en strepto-bacilles, microcoques prenant le Gram.

Inoculation à cobaye mâle pesant 360 grammes, le 2 février 1899.

15 février. Ganglions dans l'aisselle ; localement rien.

7 novembre. Amaigrissement notable. Poids 290 grammes. Ganglions dans l'aisselle et l'aine droite.

14 mars. Ce cobaye meurt en même temps que plusieurs autres.

Autopsie. — Rien que de la congestion des deux poumons.

Observation XIII

Coryza purulent et strume.

Jeanne P..., quatorze ans. Antécédents héréditaire et personnels nuls.

Actuellement, extérieurement, c'est une enfant de quatorze ans, aux cheveux châtain clair. Lèvres un peu épaisses. Le vestibule du nez est rouge, il existe de légères croûtes jaunâtres à ce niveau.

Examen rhinoscopique. — La muqueuse des fosses nasales est un peu décolorée, recouverte d'un exsudat muco-purulent. Les cornets inférieur et moyen sont un peu volumineux et présentent à la surface des mamelons rougeâtres (dégénérescence polypoïde se rétractant sous l'influence de la cocaïne).

Arrière-gorge : amygdale volumineuse, crypteuse, le pharynx est un peu sec. Les yeux n'ont rien : les oreilles non plus. Au cou on sent quelques ganglions.

Rien aux poumons ni aux autres organes.

Bactériologie. — 1° Ensemencement du naso-pharynx. Prise le 30 janvier 1899. Ensemencement le 30 janvier. Examen le 2 février ; aucun développement de colonies.

Ensemencement des fosses nasales. Prise le 30 janvier 1899. Ensemencement le 30 janvier.

31 janvier. Poussé abondamment : pneumo-bacilles très grande quantité, microcoques, diplocoques, pneumocoques, bacilles nombreux ressemblant au Lœffler.

2° Inoculation du mucus le 19 décembre 1898 à un cobaye mâle du poids de 440 grammes.

22 décembre. Rien. — 14 janvier 1899. Localement, ulcération de la largeur d'une pièce de 50 centimes. Poids 367 grammes, amaigrissement, ganglions dans l'aine droite, dans l'aisselle gauche. — 23 janvier. état cachectique très avancé ; il y a des ganglions dans les deux aisselles. 25 janvier. Le cobaye meurt.

Autopsie. — Rien au péritoine, rien aux poumons, rien à la rate ; reins congestionnés et nombreux kystes du foie. Un certain nombre de frottis ont été faits sans qu'on soit parvenu à déceler le bacille de Koch. Le foie est gardé pour un examen histologique ; le résultat obtenu est négatif au point de vue de la tuberculose.

3° Ensemencement de mucus des fosses nasales ayant séjourné dans un tube stérilisé. Prise le 20 janvier. Ensemencement le 30 janvier 1899.

31 janvier. Très poussé.

2 février. Liquéfié : strepto-bacilles, diplocoques, microcoques, pneumo-bacilles, pneumocoques.

OBSERVATION XIV

Coryza purulent léger et strume.

Mlle L..., vingt et un ans, tailleuse.

Antécédents héréditaires. — Parents en bonne santé. Frère mort d'une méningite à sept ans et demi. Sœur morte à seize ans (abcès froid). Deux autres sœurs, dont l'une de santé délicate.

Antécédents personnels. — Dans son enfance, a eu la rougeole et là fièvre muqueuse. Abcès froid.

Actuellement, facies strumeux, nez un peu en forme de selle. Du côté des yeux : blépharite ciliaire surtout marquée à droite. Lèvres : rien de particulier.

Narines : à l'entrée, érosion fissuraire avec légères croûtes jaunâtres et infiltration de l'aile droite du nez, rétrécissement considérable de l'orifice nasal de ce côté.

Rhinoscopie antérieure ; à gauche, sécrétion assez abondante. Les cornets sont à peu près normaux, un peu de mucus entre le cornet moyen et la cloison. A droite, même remarque : la muqueuse est lisse, rosée.

Pas d'amygdale. Le pharynx est lisse, ainsi que le naso-pharynx. Un peu de muco-pus.

Bactériologie. — Ensemencement du mucus nasal sur sérum, le 6 janvier 1898. Sérum est liquéfié : 12 janvier, on introduit fil platine dans sérum liquéfié et ensemencement sur nouveau sérum. Développement rapide en vingt-quatre heures de colonies nombreuses, liquéfiantes. Examen microscopique : pneumo-bacilles très nombreux à capsules très nettes. Bacilles prenant le Gram à forme de bacille de Lœffler.

16 janvier 1898. Inoculation du mucus à un cobaye femelle. Poids 415 grammes. Au bout de quelques jours, on constate localement de l'œdème de la paroi et une ulcération en voie de cicatrisation ; il existe un gros ganglion dans l'aisselle gauche.

Février. Amaigrissement du cobaye, quelques ganglions encore.

7 mars. Poids 315 grammes. Ganglions dans l'aisselle droite. Localement, il n'y a rien.

21 mars. Les ganglions ont disparu ; le cobaye va bien.

Avril. Le cobaye est tout à fait bien.

OBSERVATION XV

Coryza atrophique postérieur.

R. F..., trente et un ans, domestique, 24 novembre.

Antécédents héréditaires. — Père et mère morts on ne sait de quoi. Enfants : six sur dix vivent.

Antécédents personnels. — Epistaxis très abondantes dans la jeune enfance; à quatorze ans, zona intercostal. En 1886, érysipèle de la face. Affection d'estomac. Bien réglée. A eu un enfant il y a trois ans, actuellement bien portant.

Histoire de la maladie. — A mouché beaucoup pendant très longtemps. Tousse, crache surtout des mucosités venant du naso-pharynx. Ce qu'elle mouche tache en jaune ses mouchoirs.

État actuel. — L'état général n'est pas trop mauvais. On constate du côté du pharynx qu'il est légèrement vernissé; la muqueuse est très amincie; sur la paroi médiane elle semble presque adhérente à la partie antérieure de la colonne vertébrale. Examen rhinoscopique postérieur : même chose, la muqueuse est plus humide, mais recouverte d'un enduit croûteux gélatiniforme, de couleur jaunâtre, ayant l'aspect du pus concrété. La muqueuse est également très atrophiée, la cavité agrandie à son maximum, les lèvres postérieures des trompes très peu saillantes.

Nez : Antérieurement les cornets inférieurs sont normaux. Le cornet moyen à droite est atrophié. Il existe du coryza atrophique postérieur.

8 décembre 1898. Atrophie de la muqueuse des deux côtés; elle est pâle sur le cornet inférieur moyen et la cloison; on y trouve un léger enduit jaunâtre analogue à celui du pharynx; le nez très amélioré, quelques croûtes à la partie postérieure. Sinus : rien.

Pas de ganglions cervicaux.

La malade n'a pas le facies strumeux accusé; pas d'écoulement d'oreilles. Elle a de la blépharite ciliaire. Inflammation palpébrale à droite. Elle a une toux nerveuse. La malade souffre de temps à autre plus particulièrement la nuit, spontanément, au niveau de son pharynx. Elle éprouve une sensation de sécheresse et de gêne dans la gorge, quelquefois aussi au moment de la déglutition.

Rien de pathologique ailleurs.

Bactériologie. — Ensemencement du mucus le 24 novembre 1898.

27 novembre 1898. Pneumocoques exclusivement.

Inoculation du mucus le 24 novembre 1898 à cobaye. Poids 355 grammes. Petit et malingre.

28 novembre. Mauvais état, poil hérissé. Localement, rien; pas d'induration. Œdème de la paroi abdominale.

29 novembre. Malade. Rien de nouveau localement.

30 novembre. Mort. Autopsie : rien de particulier. Rien au péritoine, poumon, foie, reins. Rate un peu grosse, congestionnée. C'est tout. Ponction au cœur ; on retire à l'aide d'une pipette stérilisée, sang. Examen direct : pneumocoques.

Mucus des fosses nasales ayant séjourné dans tube stérilisé. Prise le 26 janvier 1899. Ensemencement le 30.

31 janvier. Très poussé.

2 février. Liquéfaction du milieu : microcoques ne prenant pas le Gram — diplocoques fins prenant le Gram — pneumocoques — bacilles prenant le Gram, non lœffleriens.

Mucus du naso-pharynx, 3 février, colonies abondantes : bacilles semblables à celui de la diphtérie — staphylocoques — diplocoques — microcoques.

Mucus nasal antérieur : pneumo-bacille.

<h2 style="text-align:center">OBSERVATION XVI</h2>

Coryza atrophique avec laryngite tuberculeuse.

Marie R..., vingt-quatre ans, 20 février 1899.

Antécédents héréditaires. — Son père mort à cinquante-sept ans, probablement d'une broncho-pneumonie, il était alcoolique ; la mère vit encore et se porte bien. Cinq frères ou sœurs se portent bien également. Les grands-parents sont morts à un âge très avancé de maladies inconnues.

Antécédents personnels. — Dans son jeune âge, la malade a eu souvent des bronchites. Etant jeune fille elle était, dit-elle, très anémique ; cette anémie a été de courte durée. Il n'y a rien de particulier à signaler. A deux enfants très bien portants ; n'a pas fait de fausse couche.

Histoire de la maladie. — Son enrouement, pour lequel elle vient consulter M. Moure, dure depuis un an et est survenu progressivement. D'autre part, elle mouchait depuis longtemps du mucus abondant et plutôt clair qui ne tachait pas le mouchoir. L'abondance de ce mucus nasal s'est accrue à l'époque où elle a souffert de son larynx ; elle mouche également des deux côtés. Le mucus tombe aussi en arrière dans le pharynx ; de plus, elle a eu de temps en temps des épistaxis fréquentes bilatérales.

Etat actuel. — Elle est enceinte de trois mois. Son état général est bon, mais elle tousse et est enrouée.

Nez : à gauche, on constate un éperon de la cloison en même temps que du coryza atrophique : cornet inférieur très atrophié ; moyen à peu près conservé ; la muqueuse est rouge. A droite il n'existe pas de coryza atrophique ; la muqueuse, rouge, piquetée de blanc. On trouve du muco-pus. Dans le sinus maxillaire droit, il y a du pus.

Larynx : les cordes vocales sont toutes les deux rouges avec une ulcération sur la droite ; la région aryténoïdienne est infiltrée ainsi que l'épiglotte. Oreilles : il n'existe rien.

Poumon : rien. Les crachats : pneumocoques peu — microcoques — pas de bacilles de Koch.

Bouche : rien, pas décolorée, pas d'amygdales.

1º Ensemencement le jour même (20 février 1899) de la prise du mucus nasal : mis à l'étuve le 20 février 1899. Examen le 23 février 1899 : staphylocoques. Crachats : pneumocoques — microcoques.

2º Ensemencement le 23 février 1899 avec du mucus pris le 20 février et conservé dans tube stérilisé : coli-bacilles — staphylocoques.

Inoculation mucus le 23 février à cobaye mâle pesant 560 grammes. Ganglions partout ; localement zone indurée de la grosseur d'une demi-noisette.

Mort le 14 mars. A l'autopsie : rien.

OBSERVATION XVII

Coryza atrophique avec laryngite tuberculeuse.

François R..., quarante-huit ans, charretier, 12 janvier 1899. Pas d'antécédents héréditaires ni personnels.

Histoire de la maladie. — Il a maigri beaucoup depuis quelques mois, tousse et crache. La voix est modifiée depuis un certain temps.

Larynx : L'examen laryngologique fait voir à la partie postérieure des végétations d'un volume assez considérable qui forment une sorte de saillie verruqueuse, laquelle va faire issue dans l'espace glottique. La muqueuse est rougeâtre et recouverte de mucosités.

Poumons : à l'auscultation on entend des craquements aux deux sommets.

Rien aux autres organes.

Nez : Des deux côtés, atrophie pas trop accentuée portant sur les cornets inférieurs et moyens, la muqueuse est encore active et sécrète du mucus clair, filant. Pas de croûtes.

Ensemencement du mucus, 12 janvier 1899, sur sérum : — streptocoques — diplocoques — pneumo-bacilles — bacilles ressemblant à celui de Lœffler.

Inoculation du mucus à un cobaye femelle : 375 grammes, 12 janvier 1899 ; 16 janvier : ganglions dans les deux aisselles. Aucune plaie locale. Février : les ganglions tendent à diminuer. Etat général bon. 7 mars, ganglion encore dans l'aisselle droite ; localement, rien. Poids 310 grammes ; 14 mars : le cobaye meurt brusquement en même temps que plusieurs autres. L'autopsie ne révèle rien absolument.

OBSERVATION XVIII

Coryza chez un tuberculeux.

Maximilien L..., vingt ans, manœuvre.

Antécédents héréditaires. — Père mort diabétique. Mère morte tuberculeuse.

Antécédents personnels. — Deux fluxions de poitrine.

Histoire de la maladie. — Il a maigri et tousse depuis sept mois. Son appétit est perdu.

Actuellement, son état général est mauvais.

Larynx : on trouve une ulcération de la corde vocale droite et une infiltration de toute la région aryténoïdienne.

Poumons : à la percussion au sommet gauche, on perçoit de la submatité, et à l'auscultation, on entend des râles muqueux et sibilants.

Nez : un peu de coryza atrophique très léger.

Bactériologie. — Ensemencement du mucus, le 4 février.

Mucus antérieur peu poussé : staphylocoques — diplocoques — bacilles ressemblant à celui de Lœffler.

Mucus postérieur plus poussé : staphylocoques — diplocoques — streptocoques — strepto-bacilles.

Inoculation du mucus à un cobaye femelle pesant 410 grammes, le 4 février. Rien de particulier à signaler à la suite.

Mort le 6 mars.

Autopsie. — Congestion de tous les organes ; pas d'abcès, ni sur le péritoine, ni ailleurs ; rien aux poumons.

Ascite légère. Quelques ganglions mésentériques légèrement hypertrophiés : des frottis faits avec ne donnent rien, non plus que des colorations sur coupe.

OBSERVATION XIX

Coryza atrophique peu accusé chez un tuberculeux avéré.

X..., trente ans, salle 15, lit 32, 9 décembre 1898.

Antécédents héréditaires. — Nuls.

Antécédents personnels. — Nuls.

Histoire de la maladie. — Le malade a maigri depuis quelques mois, mais se trouve surtout malade depuis trois mois. Il n'a pas eu d'hémoptysie.

Actuellement, l'état général paraît assez bon, l'appétit est encore conservé, mais le malade tousse et crache beaucoup.

L'auscultation du poumon révèle la présence aux deux sommets de craquements humides.

Rien au larynx.

Rien ailleurs.

Nez : on constate une atrophie légère des deux fosses nasales portant sur les cornets inférieurs et moyens ; on aperçoit le naso-pharynx. Il est impossible de faire préciser au malade s'il a mouché, et à quelle époque, du liquide purulent.

Bactériologie. — Actuellement, le mucus nasal est très peu purulent : ensemencement sur sérum : bacilles ressemblant au Lœffler, longs, moyens, trapus — diplocoques.

L'inoculation du mucus est faite à un cobaye femelle du poids de 425 grammes, le 9 décembre ; le 22 décembre, l'animal a des ganglions dans l'aine gauche et l'aisselle gauche. Le 14 janvier, poids 420 gram-

mes, ganglions dans l'aisselle gauche ; rien ailleurs. Localement, rien.
Février, elle met bas. 9 mars, rien ; poids 370 grammes.

22 mars. Le cobaye se porte très bien et n'a rien.

OBSERVATION XX

Coryza purulent atrophique chez un enfant de six ans ayant de la tuberculose des amygdales et de la luette.

J..., six ans, 6 février 1899.

Antécédents héréditaires. — Nuls. Ses parents ont eu trois autres enfants tous vivants et bien portants.

Antécédents personnels. — Nuls.

Histoire de la maladie. — Il souffre de la gorge depuis dix jours seulement ; en revanche il a beaucoup maigri en très peu de temps. Il ne moucherait, comme il le fait, que depuis cette même époque. L'adénite dont il est porteur date de deux mois.

Etat actuel. — C'est un enfant plutôt petit dont le facies n'indique pas grand'chose. On constate cependant dans les régions cervicale et sous-maxillaire des ganglions volumineux en paquet, mobiles néanmoins sous le doigt, non douloureux et rénitents.

Si l'on regarde dans sa bouche, on ne constate du côté des dents et gencives rien de particulier ; la langue est saine. Si on déprime cette dernière, on constate que le pilier antérieur droit est déchiqueté surtout à la partie supérieure où il est recouvert d'une ulcération superficielle de forme ovoïde occupant le point d'union du pilier et du voile. Le pilier et l'amygdale font corps ensemble, cette dernière est pâle, déchiquetée, comme mitée ; la lésion se poursuit sans solution de continuité du côté du pilier. Il n'existe rien du côté du pharynx. Le voile du palais est le siège d'une infiltration diffuse, dure, allant jusqu'à la luette qui est pâle, indurée et est le siège d'une sorte de sclérème. Du côté gauche rien. Malgré ces lésions, l'enfant n'éprouve pas de douleur à la déglutition.

L'examen laryngoscopique montre que l'épiglotte a l'aspect d'un museau de tanche, qu'elle est infiltrée, sclérémateuse. Les replis aryépiglottiques sont aussi très légèrement infiltrés. Les cordes vocales paraissent saines. La voix est normale.

Du côté du naso-pharynx, on ne constate rien.

Extérieurement les narines n'offrent rien de particulier ; en revanche dans les fosses nasales on constate, à droite, une atrophie très marquée du cornet inférieur qui apparaît sous la forme d'une bandelette ; le cornet moyen est peu atrophié ; on trouve du mucos-pus. A gauche, existe le même état des fosses nasales moins prononcé ; la muqueuse a un aspect grenillé.

Bactériologie. — Le muco-pus ensemencé comme toujours sur sérum donne de nombreuses colonies blanches et des colonies jaunes constituées par : bacilles ressemblant à celui de Lœffler — microcoques — staphylocoques dorés.

Le petit malade, trop jeune, n'a pu nous donner une quantité de mucus suffisante pour une inoculation.

CHAPITRE V

Sommaire : Les coryzas atrophiques que l'on découvre chez les tuberculeux sont antérieurs ou contemporains de la lésion bacillaire.

Pour bien établir la priorité du coryza atrophique, il faut limiter ses recherches au coryza atrophique ozénateux dont il est possible, par l'interrogatoire, de trouver des traces dans le passé des malades.

L'examen et l'interrogatoire de malades franchement tuberculeux n'ont révélé l'existence que d'un nombre minime de coryzas atrophiques ozénateux.

D'autre part, le nombre des coryzas atrophiques ozénateux observés à la Clinique de M. Moure et devenus tuberculeux est également infime.

Dans ces conditions, il paraît peu probable que cette affection favorise l'infection tuberculeuse par la voie aérienne.

Bien que le nez ne soit pas une cavité aussi complètement aseptique qu'on a bien voulu le dire, il n'en constitue pas moins, nous l'avons vu, une sorte de défense de l'organisme contre l'invasion microbienne. Ses principaux moyens d'action sont la muqueuse et les cornets sur lesquels vient se briser le courant d'air en se dépouillant d'une partie des éléments étrangers qu'il contient. Si donc, un état pathologique amène en même temps l'altération de la muqueuse et l'élargissement des fosses nasales, il semble, *a priori*, théoriquement, que ce soit là une porte tout ouverte à l'infection microbienne par inhalation.

Quelques auteurs ont déjà envisagé cette hypothèse et l'ont soutenue comme nous allons l'indiquer. Dans sa thèse de doctorat, en 1894, Greliche admet que dans le coryza atrophique, l'air circule avec rapidité dans les fosses nasales élargies ; d'autre part, le mucus, dont il reconnaît toute

l'utilité, n'est plus sécrété : toutes causes qui mettent
l'organisme dans des conditions d'infériorité et dans l'impos-
sibilité de lutter contre les complications qui pourraient
survenir. En particulier, vis-à-vis de la tuberculose, les
affections nasales, pour Greliche, paraissent agir de deux
façons. En premier lieu, la tuberculose nasale primitive
peut se généraliser au larynx et aux poumons soit par
continuité de tissus, soit à distance par des mucosités ou
l'air inspiré ; des faits analogues sont forts rares. Tardieu
cite le cas d'une jeune fille tuberculeuse pulmonaire à
l'autopsie de laquelle on trouva que les cornets étaient complètement détruits. Moinel, rapporte des cas de lupus du
nez qui, respectant le pharynx, gagnent le larynx. Demme
Riehl, Ruault en citent des exemples. Greliche cite une
observation personnelle : il s'agissait d'un enfant porteur
d'un lupus de la cloison, qui fit de la péritonite tuberculeuse après deux poussées de broncho-pneumonie peut-être
dues au bacille de Koch.

En second lieu, la tuberculose pulmonaire peut atteindre
des sujets qui, sans avoir de lésions de cette même nature
dans le nez, ont de la rhinite chronique hypertrophique ou
du coryza atrophique. D'autre part, le catarrhe nasal entre-
tient des bronchites et la tuberculose s'implante avec la
plus grande facilité sur une muqueuse enflammée et en
partie dépourvue d'épithélium. C'est aussi l'opinion de
Jarvis qui a constaté la fréquence de la tuberculose pulmonaire avec des lésions catarrhales des voies respiratoires.
D'autre part, on retrouve une cause déjà invoquée : la suppression du mucus nasal et la substitution de la respiration
buccale à la respiration nasale. Greliche ajoute ensuite que
cette influence du nez est bien mieux connue depuis les
expériences de Straus. Il cite ensuite une observation
d'ozène trachéal et nasal accompagné de tuberculose pulmonaire ; le traitement améliora les deux. Enfin, il cite une
observation qui ne nous paraît pas absolument probante ;
s'agit-il, en effet, de tuberculose ou simplement d'état

catarrhal ? C'est le cas d'une femme atteinte de rhinite suppurée double et de pharyngite. Après quelques négligences
dans le traitement la malade se met à tousser, maigrir, etc.
Lésions légères au sommet du poumon ; reprise du traitement, amélioration, la malade ne tousse plus.

En avril 1896, notre excellent ami, le Dr Brindel, présentait
à la Société d'anatomie de Bordeaux un jeune tuberculeux
de vingt et un ans, chez lequel l'auscultation révélait des
signes bien nets du côté du poumon et qui était en même
temps atteint de coryza ozénateux très accusé ; élargissement des fosses nasales ; atrophie des cornets et sécrétions
croûteuses. Et, à ce propos, il fait les réflexions suivantes :
« Faut-il voir dans l'existence du coryza atrophique et de
cette tuberculose des voies aériennes une simple coïnci-
dence ? Nous ne le pensons pas. Le coryza atrophique a
précédé d'une quinzaine d'années l'apparition de la tuberculose pneumo-laryngée et nous émettons l'opinion qu'il n'a
pas été étranger à son développement.

» La muqueuse nasale est chargée non seulement de
réchauffer l'air de la respiration, mais encore de le purifier.
Elle joue un rôle considérable dans la lutte contre les
germes infectieux, et cela à la fois mécaniquement et
cliniquement. Il est établi que le mucus nasal a un pouvoir
bactéricide des plus importants, et une affection comme le
coryza atrophique contrarie ou plutôt supprime complètement l'action de ce mucus ». De plus, le Dr Brindel fait
remarquer que depuis quelques mois déjà, il a été frappé de
la coexistence du coryza atrophique et de la bacillose.

En 1897, notre maître M. Moure écrivait ceci dans son livre
sur le coryza atrophique : « J'ai déjà signalé la tendance que
me paraissaient avoir ces malades à devenir tuberculeux ;
c'est un mode de terminaison encore assez mal étudié, sur
lequel il convient, cependant, d'appeler l'attention des obser-
vateurs. »

Au Congrès des Sociétés médicales britanniques tenu à
Montréal, en septembre 1897, Fletcher Ingals présente un tra-

vail sur les rapports des maladies du nez et de la tuberculose pulmonaire et basé sur une statistique de 14.000 cas. D'après lui, l'inflammation catarrhale agirait plutôt en prévenant cette maladie, et cela s'expliquerait par l'hyperhémie qui accompagne l'état catarrhal de la muqueuse nasale et par l'anémie qu'on trouve toujours dans la tuberculose. La rhinite atrophique aurait, au contraire, une influence particulière, quoique la coexistence de cette affection et de la tuberculose trouve son explication dans l'état général très mauvais du sujet.

On le voit, la question n'est pas définitivement jugée, et malgré que nous ne disposions pas de 14.000 cas, nous avons pensé pouvoir discuter et indiquer les remarques que nous avons faites.

Sur 210 cas de laryngite tuberculeuse soignés à la Clinique de la Faculté de Bordeaux, du 1er novembre 1896 au 1er novembre 1898, c'est-à-dire dans l'espace de deux ans, on a pu observer 34 coryzas atrophiques dont 2 nettement ozénateux.

D'autre part, sur 372 cas de coryzas atrophiques examinés par M. Moure dans le même temps, 235 fois il s'agissait de coryza atrophique avec ozène et 138 fois de coryza atrophique sans ozène. Nous allons rechercher ce que peut être le coryza atrophique non ozénateux.

Il nous semble qu'en particulier, dans la laryngite tuberculeuse, où sa proportion vis-à-vis du coryza ozénateux est très considérable, sa nature est très différente, selon les cas.

En premier lieu, il peut être une des formes avancées, améliorées de l'ozène, celles que Trousseau avait signalées, celles dont un certain nombre d'auteurs n'hésitent pas à reconnaître l'existence. M. Moure, dans son livre sur le coryza atrophique, dit à ce sujet : « Nous savons tous que par le fait même de son évolution, l'affection tend bien souvent à guérir d'elle-même. Cette particularité a été, comme je l'ai fait remarquer depuis longtemps déjà, implicitement

admise par la plupart des auteurs qui considèrent la rhinite
fétide comme rare chez le vieillard malgré la persistance des
conditions anatomiques des fosses nasales; comme le fait
observer avec raison M. Ruault, tous les praticiens ont pu
voir l'état de la muqueuse malade se modifier peu à peu, la
sécrétion devenir plus humide, moins épaisse et ne plus former ces croûtes dont la décomposition produit l'apparition
de l'ozène. Il n'est pas douteux que dans ces cas les glandes
se régénèrent et que les altérations de l'épithélium et de la
couche superficielle se modifient d'une manière favorable et
définitive». Nous pensons que cette catégorie figure pour très
peu dans les 32 cas de coryza atrophique non ozénateux que
nous avons indiqués, c'est du moins la conclusion à laquelle
nous sommes arrivé, en cherchant ainsi à reconstituer
par un interrogatoire minutieux l'histoire de sa maladie.

Ce qui nous paraît dominer parmi ces cas de coryzas atrophiques non ozénateux, c'est la fréquence de ceux qui sont
dus par exemple à une rhinite purulente, au coryza des stru_
meux et que nous avons déjà indiqués dans un chapitre
précédent. On admet aujourd'hui très couramment que les
rhinites simples chroniques peuvent aboutir à l'atrophie
de la pituitaire (Jurasz, Tissier, Garel, Moure), et à l'atrophie
simple sans fétidité et sans croûtes. Quelques auteurs le
nient absolument (Chiari).

Nous avons eu l'occasion d'observer déjà un certain nombre de cas qui nous paraissent très probants et ne nous laissent aucun doute sur cette terminaison possible, fréquente
même, du catarrhe des fosses nasales. On observera ce coryza atrophique déjà constitué chez des sujets jeunes ; mais
c'est plutôt à l'âge adulte qu'il est caractéristique. Il est parfois unilatéral, parfois aussi, accentué objectivement par une
déviation de la cloison ; plus souvent il est bilatéral ; quelquefois localisé à la partie postérieure de la fosse nasale, il
porte plus fréquemment sur la fosse nasale tout entière.
Quand on regarde dans ce nez, la première des choses que
l'on constate c'est que la paroi postérieure du naso-pharynx

est très visible. Les cornets sont bien constitués, un peu diminués de volume ; la muqueuse a repris sa couleur rosée, car, après la période catarrhale initiale, elle conserve pendant un certain temps une teinte décolorée, blanchâtre. Elle paraît fonctionner à peu près normalement et sécréter un mucus qui lubréfie la fosse nasale. On n'y trouve pas de croûtes ; l'atrophie n'atteint jamais les proportions considérables que l'on observe dans le coryza atrophique vrai.

Jacques paraît admettre une autre classe de coryzas atrophiques quand il dit : « Brindel a bien mis en lumière les relations fréquentes du coryza atrophique et de la tuberculose. Cet auteur, il est vrai, fait de l'ozène l'affection primitive ; mais il est permis de renverser les rôles et d'envisager dans ce complexus symptomatique l'expression chez les scrofuleux de la réaction de la pituitaire à l'irritation produite par les sécrétions sinusiennes. »

Enfin, nous pensons aussi que dans quelques cas il se fait du côté du nez une sorte d'émaciation liée à la déchéance de tout le reste de l'organisme. De même que la figure est amaigrie, qu'extérieurement le nez est aminci, pincé, il se fait dans l'intérieur de celui-ci un travail analogue qui donne l'aspect, l'illusion d'un coryza atrophique plus ou moins accentué. Un des caractères de cette rétraction de la muqueuse et des cornets, c'est leur décoloration assez accusée. Nous avons recherché cette atrophie dans d'autres états cachectiques que la tuberculose, par exemple dans les carcinomes, dans les affections de longue durée qui affaiblissent les malades, les émacient, et nous l'avons fréquemment retrouvée.

Nous concluons donc de tout ceci qu'il existe une série de coryzas atrophiques non ozénateux de nature essentiellement diverse. Il n'est pas toujours possible, c'est même l'exception, de les distinguer par leurs caractères objectifs. Peut-être l'anatomie pathologique pourrait-elle les différencier d'une façon absolue. Nous ne le croyons pas. L'épithélium cylindrique à cils vibratiles, en effet, n'existe plus dans le coryza atrophique ozénateux et est remplacé par de l'épithélium pavimenteux. Mais cet épithélium cylindrique est aussi modifié dans l'atrophie du coryza purulent. Dans l'ozène, on le sait, les glandes sont souvent détruites sur une grande étendue, les vaisseaux sont épaissis; les lésions sont beaucoup moins considérables dans l'atrophie du coryza pu-rulent mais elles sont de même nature. Mais si l'on prend les coryzas atrophiques consécutifs à l'ozène à la période de gué-rison et de réparation des tissus, la distinction anatomo-pathologique doit être très délicate à établir.

L'atrophie d'émaciation doit, semble-t-il, se distinguer histologiquement des autres lésions, puisqu'il n'y a pas de raison, à moins de lésions locales antérieures, pour que l'épithélium soit altéré et transformé.

Quoi qu'il en soit, on admettra que si chez un tuberculeux on constate un coryza atrophique non ozénateux, il sera difficile par les caractères objectifs d'en préciser la nature. L'anatomie pathologique elle-même n'arriverait probable-ment pas la plupart du temps à les distinguer. Il est donc impossible d'établir si cette atrophie est antérieure ou pos-térieure à l'éclosion de la tuberculose, excepté toutefois quand il s'agit d'atrophie consécutive à l'ozène.

En effet, dans ce dernier cas, en interrogeant le malade, on arrive à lui faire reconnaître qu'à un moment donné, plus ou moins antérieur à l'éclosion de sa tuberculose, il a mouché des croûtes et a senti mauvais.

On objectera peut-être qu'il est moins aisé que cela de découvrir du coryza atrophique ozénateux dans le passé d'une femme et surtout d'un homme par son simple interro-gatoire. Il nous semble cependant que, pour si peu soigneux que l'on soit de sa personne, la présence de croûtes abon-dantes dans le nez et l'ozène ne passent pas absolument inaperçus. On doit admettre toutefois que dans une certaine partie de la société il y a des gens qui s'en préoccupent assez peu pour négliger de se faire soigner. Dans une autre classe plus élevée de la société, on conçoit difficilement aussi que l'ozène, qui en somme n'est pas perçu par le malade, lui soit révélé par une tierce personne.

Mais, d'une part, si peu soucieuses de leur santé que soient certaines personnes, elles ne le sont jamais au point de ne pas se souvenir qu'elles ont mouché des croûtes et senti mauvais à un moment donné de leur existence. Que si dans un milieu social plus élevé on ne reçoit pas des étrangers la confidence que l'on a une punaisie, cette confidence on la reçoit de sa famille, de son entourage intime qui cherche à faire cesser cet état de choses.

Nous avons même fait une sorte d'enquête à ce sujet et nous avons pris des malades porteurs de coryzas atrophiques ozénateux, qui, l'ignorant ou ne s'en préoccupant point, étaient venus pour autre chose. Dans la plupart des cas, nous sommes arrivé à reconstituer les faits et à établir d'une façon à peu près certaine par l'interrogatoire la nature de l'affection nasale.

Dans ces conditions, il importe de limiter la question quand on recherche si une atrophie nasale constatée chez des tuberculeux a facilité l'éclosion de leur tuberculose. On doit, pensons-nous, se préoccuper exclusivement du coryza atrophique ozénateux et établir si le sujet a mouché des croûtes, quand il en a mouché, et s'il a eu de l'ozène. On peut arriver à montrer, de cette façon, que l'atrophie a précédé et non suivi la manifestation bacillaire et l'on évite la grosse objection qui a été faite, à savoir que la lésion nasale est non une cause mais un effet.

Nous n'avons pu appliquer cette méthode d'investigation aux 34 cas de coryza atrophique découverts sur les 210 cas de laryngite tuberculeuse examinés à la Clinique de M. Moure, ces deux dernières années. Mais nous avons examiné parmi les malades de l'hôpital Saint-André un certain nombre de tuberculeux avérés et nous avons fait les constatations suivantes :

Sur 75 malades observés, nous avons trouvé approximativement 15 cas d'atrophie légère unilatérale accentuée par une déviation de la cloison — 6 cas d'atrophie unilatérale sans déviation — 15 cas d'atrophie double légère — 3 cas d'atrophie double — 4 cas d'atrophie nettement consécutive à l'ozène — 1 cas d'atrophie peut-être consécutive à l'ozène : c'est celui du nommé Pey..., cinquante-deux ans. L'examen histologique de la muqueuse nasale a montré que l'épithélium cylindrique à cils vibratiles existait encore, mais s'était tassé et aplati en certains endroits.

Voici, très résumées, les observations de chacun des ces tuberculeux :

1. — Alfred V..., vingt-huit ans, colporteur. Névralgie intercostale, tuberculose au premier degré, diarrhée ; a maigri rapidement depuis un mois. Pas d'antécédents, pas d'hémoptysie.

N'a jamais mouché de croûtes, pas d'ozène. Présente une déviation de la cloison à gauche et un rétrécissement de la fosse nasale du même côté. Cornet inférieur normal, mais allant au contact de la cloison.

A droite, cornets inférieur et moyen normaux, élargissement de la fosse nasale par suite de la déviation ; on aperçoit assez largement le naso-pharynx.

2. — Yves-Marie V..., vingt-huit ans, matelot. Tuberculose au troisième degré. Pas d'antécédents héréditaires, malade depuis quatre mois, pas d'hémoptysie. De tout temps, aurait mouché beaucoup de liquide clair. Jamais de croûtes ni d'ozène ; figure absolument émaciée. Eperon énorme à gauche, cornet inférieur aplati ; on n'aperçoit pas le cornet moyen. A droite, cornets moyen et inférieur un peu émaciés ; on aperçoit le naso-pharynx.

3. — Camille V..., trente-sept ans, serrurier. Laryngite bacillaire. Tuberculose au premier degré. Antécédents héréditaires nuls.

Surdité consécutive à la fièvre typhoïde en 1884.

Histoire de la maladie. — Depuis dix-neuf mois, hémoptysie ; toux sèche. Larynx pris depuis dix mois ; a mouché quelques petites croûtes.

Examen du nez. — Petit éperon à droite, cornets inférieur et moyen normaux ; on n'aperçoit pas le naso-pharynx. A gauche, cornet inférieur assez volumineux, cornet moyen normal : on aperçoit à peine le naso-pharynx, pas de croûtes, ne mouche pas.

4. — T..., trente-quatre ans, pâtissier. Tuberculose au troisième degré ; tousse depuis 1891. Pas d'antécédents. Fosse nasale gauche

obstruée parfois. Depuis deux ans; petites croûtes jaunâtres des deux côtés.

A gauche, déviation de la cloison qui est projetée à droite. Cornets inférieur et moyen conservés ; on aperçoit à peine le naso-pharynx.

A droite, éperon double de la cloison, cornet inférieur au contact, cornet moyen très conservé. On n'aperçoit pas le naso-pharynx. Petites croûtes à l'entrée du nez.

5. — T..., cinquante-neuf ans, manœuvre. Tuberculose au troisième degré. Malade depuis deux ans, n'a pas eu d'hémoptysie ; antécédents héréditaires probables. Rien à signaler du côté du nez ; éperon à gauche, cornets inférieur et moyen conservés. On n'aperçoit pas le naso-pharynx. A droite, cornet très légèrement atrophié, cornet moyen conservé. On apeṛçoit le naso-pharynx.

6. — Gabriel T..., employé de commerce. Tuberculose ganglionnaire et pulmonaire ; hémoptysie il y a quinze mois ; n'a jamais rien eu du côté du nez. Il y a dix-huit mois, ganglions cervicaux qui se sont ouverts ; traces de cicatrices de ce côté. Mouche beaucoup en ce moment de petites croûtes jaunâtres.

Fosses nasales un peu élargies, cornet inférieur normal, à peine quelques petites croûtes grisâtres à l'entrée du nez. A droite, cornet inférieur et moyen normaux, un peu de muco-pus. On n'aperçoit d'aucun côté la face postérieure du naso-pharynx.

7. — Jean S..., cinquante-neuf ans, manœuvre. Tuberculose au troisième degré, malade depuis trois ans. Pas d'hémoptysie, antécédents héréditaires nuls.

N'a jamais mouché des croûtes, pas d'ozène, facies émacié. Mouche épais depuis longtemps.

Examen du nez. — Du côté gauche, cornet inférieur assez volumineux, cornet moyen un peu atrophié ; on n'aperçoit pas le naso-pharynx.

Du côté droit, atrophie du cornet inférieur, atrophie totale du cornet moyen ; on aperçoit largement le naso-pharynx ; croûtes blanchâtres.

Probablement sinusite double, priseur. N'a pas d'ozène et n'aurait jamais eu d'ozène.

8. — Pierre S..., quarante-quatre ans, chauffeur. Tuberculose au

troisième degré. Malade depuis 1892. Laryngite depuis six mois. Quelques hémoptysies. Antécédents héréditaires nuls.

Examen du nez. — N'a jamais mouché de croûtes, pas d'ozène, ne mouche que depuis trois ou quatre mois. A gauche, cornet inférieur et moyen émaciés, décolorés ; on aperçoit un peu le naso-pharynx. A droite, petit éperon ; cornet inférieur atrophié, irrégulier ; cornet moyen normal, décoloré. On aperçoit largement le naso-pharynx.

9. — Pierre S..., cinquante-six ans, manœuvre. Tuberculose au deuxième degré. Pas d'antécédents. Il y a huit jours, hémoptysie. Mouche normalement. Petit éperon à droite ; cornets inférieur et moyen un peu atrophiés. On aperçoit le naso-pharynx ; un peu de muco-pus verdâtre ; à gauche, cornets inférieur et moyen légèrement atrophiés, muco-pus verdâtre. On aperçoit le naso-pharynx. N'a pas eu d'ozène ni de croûtes.

10. — Louis S*..., cinquante-un ans, chaudronnier. Tuberculose au premier degré. Malade depuis dix ans. Il y a deux mois, hémoptysie.

Antécédents héréditaires. — N'a jamais mouché de croûtes, pas d'ozène. A mouché toutefois un liquide un peu épais et jaunâtre ; actuellement mouche davantage du côté gauche que du côté droit.

Petit éperon à gauche ; cornet inférieur un peu affaissé ; cornet moyen un peu atrophié, muco-pus à sa hauteur. On aperçoit le naso-pharynx.

Petit éperon à droite ; cornet inférieur et moyen conservés, muco-pus. On aperçoit à peine le naso-pharynx ; petites croûtes grisâtres à l'entrée du nez.

11. François S..., cinquante-trois ans, menuisier. Tuberculose au troisième degré. Malade depuis deux ans. A eu hémoptysie, mouche peu, n'a jamais mouché de croûtes.

Eperon à droite, atrophie des cornets inférieur et moyen. On ne voit pas le naso-pharynx ; à gauche, persistance des cornets inférieur et moyen. On n'aperçoit pas le naso-pharynx. Muqueuse pâle. Pas d'amygdale, voile du palais rouge, rien au larynx.

12. — Jean S..., quarante-un ans. Tuberculose au troisième degré. Malade depuis trois ans, pas d'hémoptysie, pas d'antécédents, pas d'ozène ; quelques croûtes grisâtres mouchées il y a sept à huit ans.

A droite, atrophie du cornet moyen ; cornet inférieur normal. On aperçoit le naso-pharynx ; à gauche, cornet inférieur normal, cornet moyen un peu atrophié. On aperçoit le naso-pharynx.

13. — S.-M..., cinquante-deux ans, tuberculose au premier degré, laryngite bacillaire. Pas d'antécédents. Tousse depuis un an. Pas d'hémoptysie. N'a jamais mouché de de croûtes. Jamais d'ozène.

Fébricitant ; nez normal à gauche ; à droite on n'aperçoit pas le naso-pharynx mais quelques croûtes blanchâtres desséchées dans le méat moyen et le cornet moyen.

14. — Jean-Baptiste R..., cinquante-un ans, tuberculose au troisième degré. Tousse depuis huit mois. Pas d'hémoptysie. Pas d'antécédents. N'a pas mouché de croûtes.

Nez un peu atrophié. Eperon un peu volumineux à droite. On n'aperçoit pas le naso-pharynx.

15. — Georges R..., soixante-neuf ans, marchand, tuberculeux au deuxième degré ; a travaillé au milieu des poussières dans une usine métallurgique. Hémoptysie abondante le 16 août. Frères morts tuberculeux.

Mouchait depuis longtemps quelques croûtes vertes.

Examen du nez. — A gauche, petit éperon ; atrophie du cornet inférieur, atrophie du cornet moyen. On aperçoit le naso-pharynx ; à droite atrophie totale du cornet inférieur et du cornet moyen ; élargissement de la fosse nasale ; grosse croûte ne permettant pas de voir le naso-pharynx.

Coryza atrophique vrai avec un peu d'ozène.

16. — Joseph R..., trente-neuf ans, tuberculose au troisième degré. Tousse depuis sept ou huit ans ; seize mois à l'hôpital ; hémoptysie au début. Pas d'antécédents.

Mouche liquide. Cornets inférieurs gros et rouges ; cornets moyens volumineux ; figure pâle, pas d'amygdales ; voile du palais décoloré. Rien au larynx.

17. — R..., soixante ans, cordonnier, tuberculose au deuxième degré. Bronchite il y a six ans ; depuis lors a toujours toussé. Hémoptysie il y a une semaine. N'a jamais mouché ; pas de croûtes ; pas d'ozène.

A droite, déviation de la cloison ; cornet inférieur normal ; cornet moyen paraît sain. On ne voit pas le naso-pharynx. A gauche, cornets inférieur et moyen normaux. On aperçoit le naso-pharynx. Pas de croûtes ; pas d'ozène.

18. — R..., vingt-deux ans, tuberculose au troisième degré. Antécédents tuberculeux. Mouche actuellement des croûtes jaunes, pas d'ozène.

Petites croûtes à l'entrée du nez ; nez absolument normal des deux côtés ; de très petits éperons. On n'aperçoit pas le naso-pharynx.

19. — R..., trente-huit ans, artiste dramatique, tuberculose au troisième degré. Malade depuis janvier 1898. Pas d'hémoptysie. Pas d'antécédents. Antécédents nasaux nuls ; facies émacié.

Petit éperon à gauche ; cornets inférieur et moyen légèrement atrophiés. On aperçoit assez largement le naso-pharynx, pas de croûtes. A droite, cornets inférieur et moyen légèrement atrophiés ; éperon, pas de croûtes.

20. — Paul P..., vingt-cinq ans, sandalier, malade depuis deux ans, hémoptysie, tuberculose au troisième degré. Mère morte tuberculeuse.

Du côté du nez : a mouché quelques petites croûtes jaunes, puis vertes. Aurait eu en 1895 de la cacosmie, il mouchait beaucoup et le pus tachait le mouchoir. Ecoulement d'oreille à gauche depuis six mois. Paralysie faciale venue peu à peu.

A droite, petit éperon de la cloison ; cornet inférieur assez gros ; moyen, normal : on entrevoit à peine en un point le naso-pharynx. A gauche, cornet moyen un peu atrophié ; cornet inférieur normal. Un peu de muco-pus ; on entrevoit le naso-pharynx.

21.—Armand P..., cinquante-deux ans, marchand ambulant. Tuberculose au deuxième degré. Malade depuis le mois d'avril. Hémoptysie le 1er mai. Pas d'antécédents héréditaires. N'a pas mouché, pas de croûtes, pas d'ozène.

Eperon à gauche ; atrophie du cornet inférieur ; cornet moyen normal. On aperçoit le naso-pharynx. A droite, cornets inférieur et moyen conservés, mais un peu atrophiés. On aperçoit le naso-pharynx.

Le malade affirme n'avoir jamais mouché de croûtes, n'avoir jamais eu d'ozène ; l'examen de sa narine gauche pourrait laisser supposer, à cause de l'atrophie, incomplète d'ailleurs, du cornet inférieur, que peut-être il aurait eu du coryza atrophique ozénateux, mais c'est en forçant absolument les choses que l'on arrive à cette conception.

22. — Pierre-Eugène N..., trente-cinq ans, vannier, tuberculose au troisième degré. Malade depuis longtemps, aurait eu hémoptysie il y a quatre ans. Mère morte de tuberculose.

A mouché quelques croûtes verdâtres pendant deux ou trois mois en 1887. N'aurait pas eu d'ozène mais aurait senti mauvais de la bouche.

A gauche, petit éperon ; cornet inférieur volumineux ; cornet moyen normal ; on n'aperçoit pas le naso-pharynx ; muco-pus sur le cornet inférieur. A droite, légère atrophie du cornet inférieur ; cornet moyen plutôt volumineux ; on aperçoit un peu le naso-pharynx.

23. — M..., cinquante-trois ans, raboteur, tuberculose au deuxième degré. Malade depuis le mois de janvier. Hémoptysies abondantes. Pas d'antécédents héréditaires. N'a pas mouché de croûtes ; n'a jamais eu d'ozène.

Eperon à gauche ; cornet inférieur un peu prolabé ; cornet moyen normal avec un peu de muco-pus. On n'aperçoit pas le naso-pharynx. A droite, cornet inférieur un peu prolabé ; cornet moyen un peu atrophié ; un peu de muco-pus. On n'aperçoit pas le naso-pharynx.

24. — Jean M..., cultivateur, trente ans, tuberculose au deuxième degré. Tousse depuis quelque temps, pas d'hémoptysies. Mouche bien, n'a jamais mouché de croûtes. Pas d'ozène.

Présente à gauche, cornets inférieur et moyen gros et rouges ; à droite, ils sont moins volumineux ; on n'aperçoit pas le naso-pharynx. Pas d'amygdale. Rien au larynx.

25. — Eugène N..., soixante-six ans, tuberculose au troisième degré. Tousse depuis deux ans. Hémoptysies légères. Pas d'antécédents. Laryngite et trachéite bacillaires. Un peu dur d'oreille ; otite scléreuse. Pas fébricitant.

Nez normal. On n'aperçoit pas le naso-pharynx. Sécrétions légèrement abondantes non purulentes.

26. — Marcel M..., quarante-neuf ans, homme de peine, tuberculose au deuxième degré. Malade depuis le mois de juin. Pas d'hémoptysie. Antécédents héréditaires pas bien précis. N'a jamais mouché de croûtes, jamais rien du côté du nez. N'a jamais eu d'ozène.

A droite, atrophie très marquée du cornet inférieur ; cornet moyen très apparent, polypoïde. On aperçoit largement le naso-pharynx. A gauche, un peu d'épaississement de la cloison ; cornet inférieur normal. On n'aperçoit pas le naso-pharynx.

27. — Joseph M..., vingt-sept ans, garçon de café, tuberculose au

deuxième degré. Malade depuis trois ans, hémoptysie tous les ans en été. Pas d'antécédents.

A gauche, muqueuse rouge, gros éperon, hypertrophie cornet inférieur et queue de cornet. A droite, atrophie du cornet inférieur, du cornet moyen. On voit très bien le naso-pharynx. Rudiments d'amygdale, rien au larynx.

28. — Frédéric L..., vingt-huit ans, rédacteur-sténographe, tuberculose au deuxième degré. Malade depuis neuf mois. Syphilis. Mouchait des croûtes verdâtres volumineuses et n'aurait pas eu d'ozène, hémoptysies légères. En réalité pas de coryza atrophique vrai.

A gauche, éperon, cornet inférieur conservé, le moyen également ; pus liquide à ce niveau ; sinusite maxillaire probablement. On aperçoit un peu le naso-pharynx. A droite, cornet inférieur un peu atrophié ; cornet moyen normal. On aperçoit le naso-pharynx.

Facies bouffi. Jambes enflées.

29. — L..., trente-cinq ans, dessinateur, tuberculose au deuxième degré. Antécédents héréditaires nuls. Malade depuis deux mois, pas d'hémoptysie. A mouché des croûtes verdâtres de tout temps ; ozène intermittent.

Actuellement, à droite, rien de particulier ; muqueuse un peu rouge. On n'aperçoit pas le naso-pharynx. A gauche, atrophie considérable. On aperçoit facilement le naso-pharynx. Quelques polypes rouges ; pus ; probablement empyème du sinus maxillaire.

30. — Eugène L..., trente-neuf ans, manœuvre, tuberculose au deuxième degré. Depuis seize mois à l'hôpital. Pleurésie il y a dix-huit mois. Pas d'antécédents. A mouché du liquide un peu jaunâtre, jamais de croûte. Actuellement mouche toujours du liquide avec un peu de sang.

Petit éperon à gauche ; cornet inférieur un peu aminci, cornet moyen également ; muqueuse un peu décolorée. On aperçoit à peine le naso-pharynx. A droite, même aspect.

31. — François L..., trente-neuf ans, infirmier (Maison d'aliénés), tuberculose au premier degré. Tousse depuis six mois, pas d'hémoptysie. Pas d'antécédents héréditaires. Souvent coryzas aigus. Pas de croûtes. Pas d'ozène.

Actuellement mouche à peine quelques petites croûtes grisâtres.

Lia.

D'aucun côté on n'aperçoit la face postérieure du naso-pharynx. A droite, déviation de la cloison assez considérable ; cornet inférieur normal ; on ne voit pas le cornet moyen. A gauche, cornets inférieur et moyen normaux. Rien de particulier.

32. — Louis L..., trente-trois ans, chauffeur, tuberculose au premier degré. Malade depuis six mois, hémoptysie au début. Il y a trois mois a mouché des croûtes vertes striées de sang. Sentait mauvais du nez (on le lui a dit). Actuellement il mouche de petites croûtes vertes tous les jours ; il ne sort pas de gros bouchons.

Eperon de la cloison à gauche ; cornet inférieur un peu affaissé et au contact de l'éperon, muco-pus à ce niveau ; cornet moyen atrophié. On aperçoit un peu le naso-pharynx à ce niveau ; pas de croûtes. A droite, élargissement antérieur correspondant de la fosse nasale droite par déviation de la cloison qui se relève et obstrue la partie postérieure ; cornet inférieur assez atrophié, cornet moyen gros, dilaté ; pas de croûtes ; pas de signes de coryza atrophique vrai avec ozène.

33. — Amédée L..., trente-six ans, peintre, tuberculose au deuxième degré, malade depuis un an ; pas d'hémoptysie, laryngite bacillaire. Antécédents héréditaires nuls. A mouché il y a quelque temps des croûtes un peu rougeâtres mais petites. N'a jamais eu d'ozène.

Examen du nez. Mouche peu, et de tout temps a peu mouché. A gauche, le nez paraît normal. A droite, légère atrophie du cornet inférieur, petit éperon ; petite croûte blanchâtre sur le cornet moyen. On aperçoit un peu le naso-pharynx.

34. — Prosper L..., trente ans, garçon d'hôtel, tuberculose au deuxième degré, malade depuis six mois et demi, hémoptysie légère au début.

Antécédents héréditaires. — Frère mort tuberculeux. Du côté de la mère, on meurt jeune, elle est morte de la variole.

Antécédents personnels. — Gastrite.

Histoire de la maladie. — Jamais rien du côté du nez. N'a jamais mouché de croûtes. Jamais d'ozène.

Actuellement, figure un peu émaciée. Laryngite bacillaire.

A gauche, cornet inférieur et moyen, un peu atrophié, mais surtout élargissement par déviation de la cloison. On aperçoit assez bien le naso-pharynx. Petit éperon à droite, déviation de la cloison qui empêche de voir le naso-pharynx.

35. — Pierre L..., quarante-trois ans, marin. Tousse depuis six mois; pas d'hémoptysie, pas d'antécédents héréditaires; n'a jamais mouché de croûtes, pas d'ozène.

Actuellement ne mouche pas de croûtes, ne mouche presque pas. Eperon à droite; muqueuse des cornets un peu décolorée; cornets normaux des deux côtés. On n'aperçoit pas le naso-pharynx.

36. — H..., trente-cinq ans, gymnasiarque, tuberculose au deuxième degré, tousse depuis quelques jours. Hémoptysie il y a vingt jours, abondante.

Actuellement, plaque diphtéroïde sur la luette à droite. Epiglottite, aryténoïdite, dysphagie intense. Tuberculose miliaire aiguë probable.

À droite, déviation énorme ; cornet inférieur un peu atrophié, fosse nasale plutôt obstruée.

A gauche, éperon, cornet inférieur à peine diminué de volume ; cornet moyen normal. On aperçoit à peine le naso-pharynx. Ne mouche pas. N'a jamais mouché de croûtes, n'a jamais eu d'ozène.

37. — Ismaël G...; vingt-deux ans, jardinier, tuberculose au deuxième degré. Malade depuis sept à huit mois. Hémoptysie il y a huit jours. Antécédents héréditaires nuls. N'a jamais mouché de croûtes. N'a pas eu d'ozène.

A gauche, très petit éperon, légère atrophie du cornet inférieur, muqueuse rosée. On aperçoit un peu le naso-pharynx. A droite, éperon, gros cornet inférieur; atrophie du cornet moyen. On n'aperçoit pas le naso-pharynx.

38. — Anatole G..., cinquante-trois ans, camionneur. Pas d'antécédents. Faciès émacié. Malade depuis six ans. N'a jamais rien eu du côté du nez, n'a jamais mouché de croûtes ; n'a pas eu d'ozène. A droite; cornets inférieur et moyen atrophiés et émaciés. On aperçoit le naso-pharynx. A gauche, même état.

39. — Antoine G..., soixante-six ans, tuberculose au troisième degré. Nez absolument normal.

40. — Gaston O..., dix-sept ans, garçon d'hôtel. Tousse depuis un mois, n'a pas eu d'hémoptysie, n'a pas maigri. Pas d'antécédents. N'a jamais mouché de croûtes, rien à signaler du côté du nez.

Eperon à gauche, cornet inférieur un peu volumineux, cornet moyen normal. On n'aperçoit pas le naso-pharynx. A droite, un peu d'atrophie du cornet inférieur, atrophie du cornet moyen. Très petit éperon. On aperçoit le naso-pharynx. Amygdales normales. Respiration saccadée à gauche. Rien à droite.

41. — G..., vingt-trois ans, manœuvre, tuberculose au deuxième degré, laryngite bacillaire, début au régiment. Malade depuis huit mois. Pas d'antécédents, pas d'hémoptysie. Epistaxis fréquentes, et épistaxis actuelle. Croûtes formées du sang de ces épistaxis. N'a jamais eu d'ozène.

Eperon à gauche, cornet inférieur et moyen volumineux, un peu de muco-pus. A droite, petite croûte blanchâtre, un peu moulée sur le cornet inférieur qui est bien conservé ; cornet moyen un peu atrophié. On aperçoit un peu le naso-pharynx, pas d'ozène.

42. — Maurice F..., vingt-deux ans, corroyeur, tuberculose au deuxième degré. Malade depuis un an, pas d'hémoptysie, pas d'antécédents. Il y a quatre ans, a mouché des croûtes verdâtres, pas d'ozène. Actuellement, depuis quatre mois, ne mouche plus.

A gauche, pas de signes de coryza atrophique avec ozène, cornet inférieur normal, méat moyen dilaté, cornet moyen un peu augmenté de volume. On n'aperçoit pas le naso-pharynx. A droite, déviation de la cloison avec éperon, le cornet inférieur normal vient au contact, la lumière nasale est obstruée.

43. — F..., trente-sept ans, sous-brigadier des douanes ; tuberculose au troisième degré. Bronchite et laryngite bacillaires. Mère, soixante et un ans, bronchite chronique.

Histoire de la maladie. — Depuis près de deux ans, pas d'hémoptysie. Rien du côté du nez : pas de croûtes, pas d'ozène.

Examen. — Muqueuse un peu pâle, un peu décolorée. A droite, éperon de la cloison, cornet inférieur assez volumineux, mais un peu pâle, cornet moyen bien normal. A gauche, cornets inférieur et moyen décolorés. On n'aperçoit pas le naso-pharynx.

44. — Adolphe P..., trente et un ans, charretier. Pyopneumothorax. Tuberculose. Malade depuis un mois. Pas d'antécédents, hémoptysie il y a cinq mois. Rien à signaler du côté du nez.

Petit éperon à gauche, cornet inférieur un peu atrophié, cornet moyen atrophié légèrement. On aperçoit le naso-pharynx assez largement. Petit éperon à droite, cornet inférieur prolabé et un peu émacié. On aperçoit le naso-pharynx. Facies amaigri et fatigué.

45. — D..., quarante ans, manœuvre, malade le 27 juin. Tuberculose au troisième degré. A craché un peu de sang. Diarrhée depuis trois semaines. Pas d'antécédents. Maigre, émacié.

Eperon de la cloison énorme à gauche, atrophie du cornet inférieur ; on aperçoit le naso-pharynx ; à droite, cornet inférieur normal, cornet moyen normal, naso-pharynx bien visible. Rien au larynx.

Revu quatre mois après. A gauche, toujours déviation énorme, on n'aperçoit pas le naso-pharynx. A droite, cornet inférieur atrophié, et à la faveur de la déviation de la cloison vers le côté opposé, on aperçoit largement le naso-pharynx ; figure émaciée, nez aminci.

46. — Raymond D..., dix-huit ans, sellier. Tuberculose au troisième degré. Tousse depuis le mois de janvier. Hémoptysies assez abondantes. Alcoolique ancien et guéri, ayant eu de la paralysie. N'a jamais mouché de croûtes, n'a jamais eu d'ozène.

A gauche, déviation de la cloison, cornet inférieur un peu prolabé, cornet moyen normal. On ne voit pas le naso-pharynx. A droite, la cloison se relève vers la partie postérieure ; cornet inférieur et moyen normaux. On n'aperçoit pas le naso-pharynx.

47. — Jean D..., vingt-cinq ans, manœuvre, malade depuis le 1er janvier 1899. Tuberculose au troisième degré. Caverne à droite, râles humides à gauche, crachats, hémoptysie. Ne mouche pas, n'a jamais de croûtes, pas d'ozène, pas d'antécédents.

Eperon à droite, atrophie du cornet inférieur droit, atrophie complète du cornet moyen, on voit largement la paroi postérieure du naso-pharynx. A gauche, cornet inférieur normal, atrophie du cornet moyen ; on aperçoit aussi la paroi postérieure du naso-pharynx. Œdème des jambes. Rien au larynx.

48. Jean D..., cinquante et un ans, cocher. Tuberculose au deuxième degré. Malade depuis un an environ, pas d'hémoptysie. Antécédents héréditaires nuls.

Antécédents personnels. — Enfant mort peut-être de méningite.

A mouché pendant longtemps, depuis l'âge de vingt ans, de grosses croûtes vertes ; n'aurait eu jamais d'ozène.

Actuellement : ne mouche plus de croûtes.

A droite, on aperçoit très largement le naso-pharynx par suite de l'atrophie énorme des cornets inférieur et moyen. A gauche, petit éperon, atrophie aussi des deux cornets ; on aperçoit le naso-pharynx. Pas de croûtes.

49. — Bernard D..., quarante-trois ans, cordonnier. Tuberculose au troisième degré, malade depuis quatre ans, hémoptysie. Antécédents héréditaires pas bien précis. N'a jamais mouché de croûtes; n'aurait jamais eu d'ozène.

A gauche, nez un peu large, mais cornets inférieur et moyen assez volumineux, muqueuse décolorée. On n'aperçoit pas le naso-pharynx. A droite, la cloison envoie comme un prolongement qui va rejoindre le cornet inférieur. Celui-ci et le cornet moyen sont un peu émaciés et décolorés. On aperçoit le naso-pharynx.

50. — Romain D..., trente-trois ans, employé de commerce. Tuberculose au troisième degré. Laryngite bacillaire. Voix prise depuis 1896, s'est améliorée au bout de deux mois de traitement en 1898, sept à huit mois après, rechute. En 1897, du côté droit, mouchait de grosses croûtes verdâtre. A eu de l'ozène.

Actuellement, éperon à gauche, cornet inférieur gros, muco-pus à ce niveau ; on n'aperçoit pas le naso-pharynx. Narine droite bourrée de croûtes typiques verdâtres. En somme, atrophie de la fosse nasale à droite. Le malade présente la plupart du temps de l'obstruction nasale. Parfois le nez se libère.

51. — Louis D..., cinquante-neuf ans, cocher, tuberculose au troisième degré, malade il y a trois ans. Antécédents héréditaires nuls ; pas d'antécédents personnels. Un seul enfant mort accidentellement.

Nez : N'a jamais rien eu. N'a jamais mouché de croûtes. Jamais d'ozène. Etat général mauvais, figure émaciée.

Actuellement à droite, déviation marquée de la cloison ; cornets moyen et inférieur irréguliers, mais non atrophiés ; on aperçoit un peu le naso-pharynx ; à gauche, atrophie du cornet inférieur, hypertrophie du moyen ; on n'aperçoit pas le naso-pharynx. Mouche normalement.

52. — Pierre C..., cinquante-six ans, ajusteur, tuberculose au deuxième degré. Début il y a deux ans. Peu d'hémoptysie, figure émaciée et fatiguée. Au point de vue nasal, n'a jamais mouché de croûtes, n'a jamais eu d'ozène. Pas d'antécédents héréditaires.

Déviation de la cloison à gauche ; cornet inférieur normal avec croûtes grisâtres. On n'aperçoit pas le naso-pharynx. A droite, légère déviation de la cloison, légère atrophie du cornet inférieur. On aperçoit un peu le naso-pharynx.

53. — C..., quarante-cinq ans, marin, tuberculose au troisième degré, malade depuis deux mois, pas d'hémoptysie. Mère et père morts probablement tuberculeux à trente-un et trente-deux ans.

Nez : Jamais rien. Pas d'ozène, quelques croûtes à l'entrée de la narine gauche, comme on en trouve chez certains enfants et qualifiées d'herpétides. A droite, éperon. On n'aperçoit pas le naso-pharynx. Ne mouche pas du tout.

54. — B..., trente-six ans, menuisier, tuberculose au troisième degré, malade depuis un an et demi, quelques légères hémoptysies. Pas d'antécédents. Facies pâle, décoloré, émacié. Il y a dix ans, souffrant de la tête, a commencé à priser, prétend qu'il mouchait des croûtes, occasionnées par le tabac qu'il prisait (anosmie depuis six mois). Jamais d'ozène.

Eperon à gauche, cornet inférieur un peu atrophié (émacié); cornet moyen assez conservé (poudre de tabac). On aperçoit assez largement le naso-pharynx. A droite, cornet inférieur un peu émacié, cornet moyen bien conservé. On n'aperçoit que peu le naso-pharynx.

55. — Paul B..., seize ans et demi, tuberculose au troisième degré, déclare tousser depuis le milieu de février. Pas d'antécédents. Pas d'hémoptysie, facies bon. Epistaxis fréquentes. Fébricitant. Mouche du liquide un peu purulent.

Nez : Côté gauche normal. Un peu de pus sur cornet inférieur et cloison. On n'aperçoit pas le naso-pharynx. Même état à droite avec varices nasales. Pas d'amygdales, voile normal.

A eu de l'otorrhée, entend bien aujourd'hui.

56. — B..., tuberculose au deuxième degré malade depuis deux ans. Actuellement très amélioré. Larynx : cordes rouges, petite ulcération sur la corde vocale gauche. A eu hémoptysie.

Nez normal. N'a jamais mouché de croûtes; pas d'ozène.

57. — Jean B..., cinquante-huit ans, confiseur, tuberculose au premier degré, malade depuis peu de temps. Pas d'hémoptysie. Pas d'antécédents. Mouche bien, n'a jamais mouché de croûtes, pas de croûtes. Pas d'amygdales.

A gauche, petit éperon. Cornets normaux; muqueuse un peu décolorée. A droite, gros cornet inférieur ; malgré écartement de la cloison, on n'aperçoit pas le naso-pharynx.

58. — Auguste B..., trente-trois ans, boulanger, tuberculose au troisième degré. Tousse depuis deux ans et demi. Hémoptysie. Pas d'antécédents. Rien à signaler du côté du nez.

Cornet inférieur gauche décoloré, un peu atrophié. Cornet moyen un peu atrophié. Cloison décolorée. On aperçoit largement le naso-pharynx. Figure décolorée. A droite, éperon de la cloison. Atrophie des cornets inférieur et moyen qui sont émaciés. On aperçoit le naso-pharynx..

59. — Louis B..., vingt-six ans, serrurier, tuberculose au deuxième degré, malade depuis le mois de décembre. N'a jamais mouché de croûtes, n'a jamais eu d'ozène. Au début de sa maladie a eu du coryza qui aurait duré deux mois, mouchait alors du liquide verdâtre qui tachait un peu le mouchoir. Depuis lors ne mouche plus rien. Figure émaciée.

A gauche, atrophie du cornet inférieur, du cornet moyen. On aperçoit le naso-pharynx. A droite, atrophie plus accusée du cornet inférieur, cornet moyen normal. On aperçoit bien le naso-pharynx.

60. — B..., trente-quatre ans, layetier, tuberculose au deuxième degré. Laryngite bacillaire. Tousse depuis dix-huit mois. Hémoptysie très abondante. Pas d'antécédents héréditaires. Rien à signaler du côté du nez. Actuellement, rien.

Déviation de la cloison à gauche ; cornet gauche inférieur normal. On n'aperçoit pas le naso-pharynx. A droite, la cloison se relève en gros éperon ; le cornet inférieur est un peu atrophié, cornet moyen atrophié et croûtes grisâtres à ce niveau de la fosse nasale qui est élargie.

61. — B..., vingt-cinq ans, tuberculose au deuxième degré, laryngite bacillaire, malade depuis un an. Toux, dysphagie, etc. Pas d'antécédents héréditaires ; figure extrêmement émaciée. N'a jamais mouché de croûtes, n'a jamais eu d'ozène. Larynx : région interaryténoïdienne infiltrée ; cordes rouges.

Nez : cornets inférieur et moyen existent, absolument émaciés ; de chaque côté on aperçoit le naso-pharynx.

62. — Eugène B..., quarante et un ans, tuberculose au troisième degré, malade depuis trois ans, hémoptysies légères. Antécédents héréditaires nuls. N'a jamais mouché de croûtes ; rien de particulier ; n'a jamais eu d'ozène.

A droite, luxation énorme de la cloison, on ne peut rien voir. A gauche, cornets un peu émaciés. On aperçoit un peu le naso-pharynx. .

63. — A..., trente-trois ans, peintre, tuberculose au deuxième degré. Début de la maladie inconnu. Toux et hémoptysie il y a quinze jours. N'a jamais mouché de croûtes. Pas d'ozène.

A droite et à gauche, partie antérieure nez normal; cornets normaux, coryza atrophique postérieur. On aperçoit bien le naso-pharynx. Pas de croûtes, pas d'ozène.

64. — Marguerite R..., vingt-neuf ans, couturière, tuberculose au troisième degré. Malade depuis huit mois. Pas d'antécédents. Aucun antécédent du côté du nez. Actuellement quelques petits caillots de sang.

A gauche, cornet moyen très volumineux. On n'aperçoit pas le naso-pharynx. A droite, atrophie légère du cornet inférieur et du cornet moyen. On aperçoit le naso-pharynx.

65. — Jeanne P..., vingt-trois ans, tailleuse, tuberculose au troisième degré. Malade depuis novembre 1898. Alors hémoptysie. Pas d'antécédents héréditaires. Aucun antécédent nasal.

Cornets droits un peu émaciés, muco-pus à peine. On n'aperçoit pas le naso-pharynx. A gauche, on aperçoit un peu le naso-pharynx. Pas d'amygdales.

66. — Marie P..., vingt-huit ans, lingère, tuberculose au troisième degré. Malade depuis quatre mois. Hémoptysie il y a deux ou trois jours. Pas d'antécédents héréditaires; aucun antécédent nasal. Pas de croûtes, pas d'ozène. Actuellement ne mouche pas.

Petit éperon à gauche, cornets moyen et inférieur légèrement atrophié. On aperçoit un peu le naso-pharynx. A droite, cornets légèrement atrophiés. On ne voit pas le naso-pharynx.

67. — Alexandrine P..., soixante-cinq ans, couturière, tuberculose au troisième degré. Tousse depuis trois ans. Il y a trois ans, hémoptysie. Aucun antécédent nasal. Actuellement rien de particulier.

Éperon à gauche, cornets inférieur et moyen atrophiés. On aperçoit le naso-pharynx. Depuis deux ou trois mois aurait de la cacosmie subjective. Affirme n'avoir jamais mouché de croûtes et n'aurait jamais eu d'ozène.

68. — Adèle M..., vingt et un ans, domestique, tuberculose au troisième degré. Tousse depuis longtemps. Adénite cervicale. Pas d'anté-

cédents héréditaires bien nets. A mouché des croûtes vertes. On lui a donné à ce moment de la pommade au goudron qui l'a soulagée. Pas d'hémoptysie. Croûtes au mois de novembre ; sous l'influence de la pommade, les croûtes disparurent. En février elles ont reparu ; elle en a encore. Cacosmie que la malade percevait elle-même dès qu'elle se mouchait.

Cornets inférieur et moyen conservés à droite, petite croûtes sur le cornet moyen. On aperçoit le naso-pharynx. A gauche, cornet moyen atrophié, cornet inférieur à peu près conservé. On aperçoit le naso-pharynx ; facies très émacié.

Nota. L'observation de cette malade se trouve au chapitre IV sous le titre Obs. X. On remarquera qu'au fur et à mesure de l'avancement des lésions bacillaires son nez s'est atrophié.

69. — Marie I..,, vingt-trois ans, domestique. Congestion du sommet. Malade depuis quelques jours seulement. A eu une petite hémoptysie il y a six jours. Pas d'antécédents, pas d'antécédents du côté du nez.

Nez normal à gauche. Un peu de muco-pus à droite ; cornet moyen légèrement atrophié. On n'aperçoit pas le naso-pharynx.

Pas d'amygdales.

70. — Rosalie L..., vingt-deux ans, marchande. Tuberculose. Malade depuis quinze mois. Hémoptysie il y a un mois. Père mort d'une bronchite chronique. Rien à signaler du côté du nez, n'a jamais eu de croûtes ni d'ozène.

A gauche, petit éperon, cornet inférieur un peu aminci, cornet moyen également. On aperçoit à peine le naso-pharynx. Rien à signaler à droite, pas de mucus. On n'aperçoit pas le naso-pharynx.

71. — Caroline L... Tuberculose au premier degré. Laryngite bacillaire, n'a jamais mouché de croûtes, n'a jamais eu d'ozène. Pas d'antécédents bacillaires. Actuellement, ne mouche pas de croûtes, un peu de muco-pus à gauche.

Eperon à gauche, cornet inférieur un peu émacié. On aperçoit à peine le naso-pharynx. A droite, cornet inférieur un peu atrophié, fosse nasale un peu élargie. On aperçoit à peine le naso-pharynx.

72. — Marie D..., trente-trois ans, domestique. Tuberculose au

deuxième degré. Malade depuis un an et demi, a eu des hémoptysies. Aucun antécédent héréditaire. A mouché un peu liquide, jamais de croûtes, n'a jamais eu d'ozène.

Cornets moyen et inférieur normaux des deux côtés. On aperçoit à peine le naso-pharynx.

73. — Marie C..., trente-deux ans, ferblantière. Tuberculose au troisième degré. Malade depuis quatre ans. Hémoptysie il y a plus de six mois. Pas d'antécédents héréditaires. Rien à signaler du côté du nez. Actuellement, elle ne mouche pas. Eperon à gauche, nez normal à droite.

74. — Jeanne B..., cinquante-deux ans, pompière. Tuberculose au deuxième degré. Malade depuis six ans. Pas d'antécédents, aucun antécédent nasal.

Déviation de la cloison à droite, cornet inférieur normal. On ne voit pas le cornet moyen, ni le naso-pharynx. A droite, cornet inférieur normal, quoique un peu gros. On n'aperçoit pas le cornet moyen ni le naso-pharynx.

75. — Sophie A..., cinquante-huit ans, goitre opéré. Tuberculose au troisième degré. Tousse depuis deux ans. Hémoptysies ; n'a jamais mouché de croûtes, n'a jamais eu d'ozène. Figure très cachectisée.

Nez : Cornets atrophiés et émaciés. On aperçoit le naso-pharynx des deux côtés.

A eu probablement la syphilis.

D'autre part, sur 235 cas de coryzas atrophiques ozénateux qui ont été examinés à la Clinique de la Faculté de médecine, dans l'espace de deux ans, nous n'avons relevé que deux cas de tuberculose de l'appareil respiratoire, laryngée et pulmonaire.

Nous avons également essayé de voir ce que devenaient les coryzas atrophiques ozénateux vus et soignés ou non pour leur affection nasale à la Clinique de la Faculté ; nous n'avons pu réunir que 52 observations que nous reproduisons très succinctement résumées.

1. — Jean B..., trente-six ans. Antécédents héréditaires nuls au point de vue coryza atrophique. Père mort, il y a quatre ans, de bronchite.

Dans cet état depuis trois ans ; venu il y a à peu près un an. Croûtes, atrophie. Stigmate des souffleurs de verre.

Actuellement tousse un peu, mais n'est pas tuberculeux. Mauvais état général.

2. — Andrée B..., treize ans. Antécédents héréditaires nuls. Au point de vue personnel, coqueluche. Depuis, croûtes avec ozène. Soignée depuis deux ans.

Nez : à droite, atrophie, surtout du cornet moyen ; un peu moins du cornet inférieur ; on aperçoit un peu le naso-pharynx. A gauche, atrophie très marquée du cornet moyen ; moins du cornet inférieur ; on aperçoit un peu le naso-pharynx.

Etat général assez bon. Poumons, rien.

3. — B..., vingt ans, néphrite l'an dernier ; pas d'antécédents héréditaires. A été déjà soignée, il y a six ou sept ans, pour son nez, pour épistaxis. Mouchait très gras à cette époque.

Il y a quatre ans, fatiguée, anémiée, elle a été soignée dans l'hypothèse qu'elle était peut-être tuberculeuse. Epistaxis encore.

Alors revue à la Clinique et soignée pour coryza atrophique avec ozène.

Actuellement, à droite, atrophie légère du cornet inférieur, plus marquée du cornet moyen ; on aperçoit le naso-pharynx assez largement. A gauche, petit éperon, atrophie légère des deux cornets ; on aperçoit largement le naso-pharynx, croûtes verdâtres.

Etat général pas très bon ; un peu maigre, pâle. Poitrine, absolument rien.

4. — B..., quarante et un ans, a eu une fille avec coryza aussi. Morte diabétique. Rien de tuberculeux.

5. — B..., vingt ans, jeune fille. Mère coryza atrophique ozénateux. Etat général superbe. Pas de tuberculose pulmonaire.

6. — B..., quatorze ans, a été opéré de cure radicale de hernie. Pas d'antécédents héréditaires.

Coryza atrophique ozénateux ; dans cet état depuis sept ans.

Nez : actuellement, à gauche, petit éperon ; atrophie légère du cornet moyen ; on aperçoit largement le naso-pharynx. A droite, atrophie des deux cornets ; on aperçoit largement le naso-pharynx.

Etat général bon. Poumons, rien.

7. — Henriette B..., dix-neuf ans, sœur morte tuberculeuse.

Antécédents personnels. — Onze ans, rhumatisme articulaire aigu, phlegmon sous-maxillaire.

A mouché beaucoup de sang à onze ans et demi; depuis lors, croûtes vertes et ozène : cet ozène a paru un peu tard. Se fait des injections nasales, et a été massée pendant quatre ou cinq mois ; actuellement y a renoncé depuis août 1897.

Nez : à gauche, tout est atrophié; on aperçoit très largement le naso-pharynx. A droite, même état.

Etat général : un peu pâle, mange bien.

Poumons : rien absolument.

8. — Laure B..., douze ans, coryza atrophique avec ozène. Le père répond qu'elle est très bien portante et qu'elle ne tousse pas. Elle éternue quelquefois.

9. — B..., dix-huit ans, morte le 29 août 1899, de néphrite. Elle n'a jamais toussé et n'a présenté aucun signe sthétoscopique de tuberculose pulmonaire.

10. — M. B..., vingt-cinq ans, professeur de collège. Coryza atrophique, ozénateux, surtout marqué à gauche. Laryngite atrophique et laryngite bacillaire ulcéreuse; enrouement, pas d'antécédents héréditaires ni personnels. Mouche des croûtes depuis longtemps, a eu et a de l'ozène.

La lésion laryngée est actuellement très avancée ; nous n'avons eu des nouvelles de ce malade que par un membre de sa famille. Nous n'avons pu l'examiner nous-même.

11. — B..., huit ans. Mère morte tuberculeuse, père bien portant. Pas d'antécédents personnels. Mouchait des croûtes et avait de l'ozène depuis un temps indéterminé. Est venu il y a un an à la Clinique, s'est soigné pendant quelque temps.

Nez : Actuellement, à droite, on aperçoit largement le naso-pharynx ; atrophie des cornets inférieur et moyen. A gauche, moins d'atrophie.

Etat général, bon ; poumons, rien.

12. — Mad. C..., coryza atrophique avec ozène. Pas d'antécédents héréditaires ni personnels. Mouchait des croûtes et ozène depuis au moins 1889. Soignée depuis six ans.

Nez : Actuellement, à droite, atrophie absolue du cornet inférieur, moindre du cornet moyen. On aperçoit largement le naso-pharynx. A gauche, atrophie, croûtes. On aperçoit moins le naso-pharynx.

L'état général est bon. Poumons, rien absolument ; cœur, rien ; estomac, douleurs gastriques (alcool peut-être).

13. — Mme Cast... Pas d'antécédents héréditaires. Antécédents personnels : rien de particulier ; mari tuberculeux ; fille ozénateuse.

Mouche des croûtes depuis longtemps, trois ou quatre ans au moins.

Actuellement, atrophie très accusée, rhino-pharyngite atrophique, croûtes vertes, ozène intermittent.

L'état général est bon. Appareil pulmonaire, rien absolument, quoique ayant cohabité depuis dix-sept ans avec un mari manifestement tuberculeux depuis deux ans.

14. — Mlle Cast... Père tuberculeux sans ozène, mère coryza atrophique avec ozène. Pas d'antécédents personnels.

Mouche des croûtes depuis plusieurs années.

Nez : Actuellement, on y trouve le vrai coryza atrophique ozénateux avec croûtes.

L'état général est excellent malgré que son père fût tuberculeux dans la maison qu'elle habitait. L'appareil respiratoire, en particulier, n'a rien de pathologique.

15. — Louise C..., vingt-quatre ans, jeune fille, lingère. Mouchait des croûtes depuis un an, a eu ozène. Pas d'antécédents héréditaires.

Aspect extérieur : nez fin, effilé, pas le nez du coryza atrophique. A droite, éperon ; cornets inférieur et moyen atrophiés. On aperçoit un peu le naso-pharynx. A gauche, cornets inférieur et moyen atrophiés.

Auscultation : Rien de particulier. Etat général, belle jeune fille.

16. — Marguerite H..., vingt-deux ans. Pas d'antécédents héréditaires. A eu une péritonite.

Depuis longtemps mouchait des croûtes ; ne fait plus d'injections depuis six mois.

Nez : Actuellement, du côté gauche, atrophie des cornets inférieur et moyen. Atrophie presque complète à droite. On voit largement le naso-pharynx.

Etat général, bon ; poumons, rien.

17. — André D..., dix ans. Pas d'antécédents héréditaires ni personnels.

Il y a deux mois, a mouché des croûtes et avait de l'ozène.

Nez : Actuellement, va beaucoup mieux. Quelques croûtes. Atrophie surtout à gauche.

Etat général, bon ; poumons, rien

18. — Mlle D..., vue la première fois le 30 août 1895. Revue le 18 septembre 1899. Vingt ans, tailleuse. Antécédents héréditaires nuls à tous les points de vue.

Elle avait depuis six mois, avant d'aller à la consultation, du coryza atrophique avec ozène. Le 23 octobre 1897, ablation de la partie antérieure du cornet moyen. Pus dans la bulle ethmoïdale, ouverture de la bulle ethmoïdale, 19 juin 1897.

Nez : Actuellement, à gauche, légère atrophie postérieure. Cornet inférieur assez volumineux. On aperçoit peu le naso-pharynx. A droite, cornet inférieur gros, volumineux. On aperçoit peu le naso-pharynx ; ne mouche pas beaucoup.

Poumons et larynx, très bien. Etat général, quelques battements de cœur ; un peu d'anémie.

19. — Antoinette D..., seize ans, atteinte depuis trois mois de coryza atrophique avec ozène. Mouche des croûtes depuis trois ans ; le côté gauche a été pris avant le droit, peu avant. Améliorée au point de vue ozène. Pas d'antécédents héréditaires.

Nez : à gauche, cornet moyen disparu ; cornet inférieur atrophié mais persiste encore un peu. On aperçoit très bien le naso-pharynx. A droite, cornet moyen et inférieur à peu près disparu. On aperçoit largement le pharynx.

Ne tousse pas. Auscultation du poumon, rien. Belle jeune fille.

20. — Camille G..., dix-sept ans.

Antécédents héréditaires.. — Père tuberculeux.

Antécédents personnels. — Depuis l'âge de sept ou huit ans avait croûtes et ozène.

Nez : actuellement paraîtrait amélioré. Examen impossible.

Etat général : frêle, anémique. Poumons : l'enfant a été auscultée il y a un an ; rien, seulement elle a constamment depuis longtemps une petite toux sèche et quand elle a un rhume il est très intense.

21. — Odette G..., six ans, père charretier. Coryza atrophique ozénateux. Pas d'antécédents héréditaires ni personnels. Est dans cet état

depuis quatre ou cinq mois, mouche des croûtes fétides, très peu d'atrophie.

Rien aux poumons ni au larynx. Etat général très bon.

22. — G... ne tousse jamais et va très bien au point de vue pulmonaire.

23. — Juliette G..., douze ans, coryza atrophique avec ozène.

Ecrit au père. Réponse de lui : elle va très bien et ne tousse pas du tout.

24. — Marie J..., vingt-huit ans. Pas d'antécédents héréditaires. Au point de vue personnel a faiblement toussé.

Coryza atrophique avec ozène depuis l'âge de quinze ans environ. Soignée depuis trois ans. Pleurésie à gauche.

Nez : à droite, atrophie des cornets inférieur et moyen. On aperçoit largement le naso-pharynx. A gauche, atrophie surtout marquée du cornet moyen ; cornet inférieur peu atrophié allant à la rencontre d'un éperon. On n'aperçoit pas le naso-pharynx.

Etat général mauvais, facies maigre, anémié ; la malade est comme ça depuis dix ans. Poumons : respiration un peu douteuse mais on ne peut rien affirmer. Expiration un peu prolongée.

25. — Rose J..., vingt ans. Etat stationnaire au point de vue coryza atrophique ozénateux. Ne se soigne pas. Mais n'a jamais toussé et ne tousse pas.

Etat général bon.

26. — Mme L..., vingt-quatre ans, employée à la manufacture des tabacs. Pas d'antécédents héréditaires. Au point de vue personnel : anémie, un petit bébé très bien portant.

Mouche des croûtes du côté droit seulement, depuis longtemps, très longtemps. En 1895 a été soignée ; en 1896, ponction du sinus maxillaire, rien. Depuis elle ne s'est plus soignée. Les massages l'avaient améliorée.

Nez : actuellement, à gauche, normal. A droite, cornet inférieur et moyen atrophiés. On aperçoit largement le naso-pharynx.

Etat général excellent. Belle jeune femme. Poumons : rien.

27. — Lucia L..., dix-huit ans et demi, vient depuis un an et demi Mouche des croûtes depuis l'âge de sept ans, A eu ozène, actuellement ozène intermittent ; anosmie.

Antécédents héréditaires. — Mère et sœur seraient comme elle sans ozène.

Nez : actuellement, intérieur tout détruit ; petit éperon à gauche.

Auscultation du poumon, rien. Belle jeune fille.

28. — Marguerite L…, douze ans. Pas d'antécédents héréditaires. A eu une bronchite à trois ans. Mouche des croûtes depuis l'âge de neuf ans. Un peu d'ozène, etc.

Nez : actuellement, à droite, atrophie surtout du cornet moyen. On n'aperçoit pas le naso-pharynx. A gauche, atrophie un peu plus marquée de l'inférieur et du moyen. On aperçoit à peine le naso-pharynx.

Enfant pas grande ; bonne santé au reste. Ne tousse pas. Rien aux poumons.

29. — Mme L…, cinquante-trois ans, coryza atrophique et ozénateux. Mouche des croûtes depuis l'enfance, ozène aussi depuis longtemps.

Antécédents héréditaires. — Père comme cela. Il ne toussait pas.

Nez : ne mouche plus, n'a plus d'ozène, anosmie, tout rouge ; fosse nasale un peu rétrécie par déviation.

Auscultation du poumon : a eu plusieurs bronchites. Actuellement rien ; respire très bien ; rien d'anormal. Etat général bon.

30. — Antoinette L…, vingt-cinq ans. Pas d'antécédents héréditaires. Au point de vue personnel, hygroma suppuré au genou gauche il y a un mois.

Malade très peu intelligente, ne peut préciser le moment depuis lequel elle mouche des croûtes, probablement depuis plusieurs années.

Nez : actuellement, atrophie énorme des deux côtés, croûtes vertes, ozène.

Etat général bon, très bon. Poumon : rien absolument.

31. — André L… Pas d'antécédents héréditaires ni personnels. Il y a dix mois ozène avec croûtes.

Nez : actuellement, à droite et à gauche, partie antérieure, cornets moyens légèrement atrophiés. On aperçoit le naso-pharynx ; croûtes.

Se porte très bien, ne tousse pas.

32. — Jeanne L…, coryza atrophique avec ozène. A toujours continué à se soigner depuis deux ans environ et se trouve beaucoup mieux. Elle ne tousse pas du tout et se porte très bien.

33. — Jeanne L…, quatorze ans. Rien dans les antécédents héréditaires. A eu une pleurésie à gauche à cinq ans. Ne tousse plus.

Lia.   8

Mouche des croûtes depuis deux ans du côté droit. Peu d'ozène.

Actuellement, coryza atrophique très accusé à droite; hypertrophie à gauche.

Ne tousse pas. Belle jeune fille. Etat général très bon. Poumons, rien.

34. — Jean-Baptiste L..., dix-neuf ans. Pas d'antécédents héréditaires, ni personnels.

Est malade depuis l'âge de dix ans. Se soigne assez mal depuis un an.

Nez : actuellement, à gauche, pas trop atrophié. On aperçoit le naso-pharynx. A droite, cornet inférieur bien, cornet moyen, on ne le voit pas bien. On aperçoit le naso-pharynx.

Etat général bon. Poumons, rien.

35. — L..., trente-neuf ans. Pas d'antécédents héréditaires. A eu la variole.

A mouché des croûtes il y a huit ans, ozène.

Nez : actuellement, destruction complète de la cloison. A droite, atrophie du cornet inférieur. A gauche, cornet inférieur atrophié, cornet moyen existe.

Etat général bon. Poumons : tousse, dysphonie depuis huit ans. Infiltration de la partie postérieure du larynx. Tuberculose (?).

36. — Mlle Lucie L..., dix ans.

Antécédents héréditaires. — Nuls au point de vue ozène. Grand-père peut-être mort de péritonite tuberculeuse. Tante, de méningite. Un frère et une sœur bien portants ; une autre sœur avec coryza atrophique au début et végétations adénoïdes. Un autre frère mort à seize ans, méningite tuberculeuse.

Histoire de la maladie. — Malade depuis quatre ans environ, ozène et croûtes : soignée depuis deux ans.

Nez : actuellement, à droite, cornet inférieur légèrement atrophié ; le moyen touche la cloison en haut. On n'aperçoit pas le naso-pharynx. A gauche, atrophie des cornets inférieur et moyen ; on voit le naso-pharynx très largement.

Etat général assez bien. Poumons, rien.

37. — Jeanne M..., ne tousse pas, n'a jamais toussé, n'est pas tuberculeuse.

38. — Marie M..., quarante-deux ans. Comme antécédents hérédi-

taires, une sœur morte de la poitrine. La malade a eu la fièvre typhoïde.

Histoire de la maladie. — De tout temps, coryza atrophique, croûtes, ozène ; s'est soignée quatre ans.

Nez : actuellement, à gauche, cornet inférieur un peu conservé, le
reste atrophié : croûtes. A droite, croûtes, atrophie énorme.

Etat général pas trop mauvais ; tousse un peu. Poumons rien.

39.— Geneviève M..., huit ans. La mère a du coryza atrophique. La
malade a eu une pleurésie droite, il y a quatre ans.

Croûtes et ozène depuis deux ans : n'a pas été soignée.

Nez : actuellement, à gauche, cornet moyen, atrophie ; croûtes. A
droite, atrophie du cornet inférieur, croûtes. On aperçoit le naso-pharynx ; ozène.

Etat général bon. Poumons rien.

40. — Mlle P..., vingt-deux ans, couturière, vue le 19 septembre 1899.
Coryza atrophique avec ozène. Antécédents héréditaires nuls au point de
vue coryza ; un oncle mort tuberculeux. La malade est dans cet état
depuis l'âge de quatorze ans.

Nez : actuellement, à gauche, atrophie considérable du cornet moyen,
du cornet inférieur, vue large du naso-pharynx. A droite, atrophie du
cornet inférieur, surtout du cornet moyen. On aperçoit largement le
naso-pharynx.

Poumons et larynx très bien.

Etat général bon. Conjonctivite granuleuse. Taie de la cornée.

41. — Mlle P..., vingt ans, rhinite atrophique ozénateuse. Pas d'antécédents héréditaires. Père atteint d'affection laryngée pour laquelle
a été opéré trois fois ; vivant.

Elle s'est aperçue de l'ozène il y a un an et mouchait des croûtes.

Nez : actuellement, atrophie beaucoup plus marquée à droite qu'à
gauche ; cornet inférieur très atrophié, cornet moyen volumineux ; on
aperçoit largement la paroi postérieure ; à gauche, le cornet inférieur
est atrophié dans ses deux tiers antérieur ; cornet moyen existe.

Taie de la cornée. Poumons : rien de particulier. Belle jeune fille.

42. — Angelina P..., trente ans. Pas d'antécédents héréditaires.
Comme antécédents personnels, affection d'estomac, etc. ; enfant a coryza
atrophique postérieur, sans ozène ni croûtes.

La malade mouche des croûtes depuis dix ou onze ans; ozène. Est soignée depuis un an.

Nez : actuellement, à droite, atrophie du cornet inférieur plus complète; atrophie légère du cornet moyen; on voit largement le naso-pharynx. A gauche, atrophie complète du cornet inférieur; cornet moyen à peu près normal, léger; on voit largement le naso-pharynx.

Etat général pas très bon, fatiguée. Poumons : rien absolument; ne tousse plus.

43. — H. P..., trente-cinq ans. Antécédents héréditaires nuls. A eu néphrite aiguë; opéré de cure radicale de sinusite maxillaire et frontale.

Nez : élargissement assez considérable des fosses nasales.

Etat général assez bon. Poumons : pas de tuberculose.

44. — Camille P..., vingt-quatre ans, lingère. Antécédents héréditaires nuls au point de vue coryza atrophique. Pas d'antécédents tuberculeux.

La malade est dans cet état depuis douze ou treize ans; ne tousse pas; n'a jamais toussé.

Nez : coryza atrophique ozénateux. A gauche, petit éperon; un peu d'atrophie des cornets inférieur et moyen; on aperçoit le naso-pharynx un peu. A droite, atrophie plus considérable du cornet inférieur et cornet moyen; on aperçoit largement le naso-pharynx.

Poumons : rien de pathologique à noter. Etat général excellent.

45. — Marie P..., quarante ans. Antécédents nuls. A toussé.

Histoire de la maladie. — A mouché épais il y a dix-sept mois et pendant un certain temps, alors elle est venue à la Clinique, et on a constaté du coryza atrophique ozénateux.

Nez : actuellement, à droite, atrophie du cornet inférieur; on aperçoit largement le naso-pharynx; quelques croûtes. A gauche, on aperçoit le naso-pharynx; muqueuse redevenue en bon état.

Etat général : bien. Poumons : bien.

46. — Mlle Augusta P... Antécédents héréditaires, nuls.

Depuis six ans, mouche des croûtes; ozène depuis cette époque.

Nez : actuellement, à gauche, atrophie légère du cornet, atrophie du cornet moyen; on aperçoit le naso-pharynx. Petit éperon de la cloison;

croûtes. A droite, cornets inférieur et moyen amincis, atrophiés fortement; muco-pus au niveau du cornet moyen.

Etat général : belle jeune fille. Poumons : rien.

47. — Jeanne R..., vingt-cinq ans, modiste. Père mort d'une affection du foie, mère vit encore et se porte bien. Rien à signaler du côté des grands-parents.

La malade, qui est atteinte de coryza atrophique, a vu son affection débuter vers l'âge de huit ans; croûtes vertes abondantes et fétides. A vingt-deux ans, la malade vient à la Clinique, on lui donne des injections et on lui fait des massages.

Nez : actuellement, à droite, atrophie du cornet inférieur droit; cornet moyen atrophié; éperon énorme de la cloison; on n'aperçoit pas le naso-pharynx, on le soupçonne au niveau du plancher. A gauche, atrophie des cornets moyen et inférieur, élargissement de la fosse nasale ; on aperçoit le naso-pharynx. Sommets douteux, ont été soignés pour tuberculose ; améliorés. Etat général assez bon.

48. — Juliette S..., seize ans et demi, vient à la Clinique depuis bientôt neuf ans. A mouché des croûtes, n'en mouche plus; a eu ozène.

Nez : actuellement, cornets inférieur et moyen très atrophiés; on aperçoit très bien la paroi postérieure du pharynx.

Tousse ou crache un peu, à peine. Poumons : rien. Belle jeune fille.

49. — T..., trente-huit ans, forgeron. Rhino-pharyngo-laryngite sèche, avec ozène. Nez en forme de selle. Antécédents héréditaires, nuls. Mouche des croûtes depuis aussi loin que peut remonter sa mémoire. Tousse. Marié, pas d'enfants. Pas de tuberculose pulmonaire. Etat général bon.

50. — Th..., trente et un ans, contre-maître de la marine. Père mort des fièvres coloniales à cinquante et un ans. Mère bien portante. Frère mort empoisonné en 1870.

Comme antécédents personnels: à vingt ans (1889), aux colonies comme militaire. Engorgement chronique du foie. En 1894, pleurésie droite; remis seulement au bout de sept à huit mois. Rien depuis ce moment jusqu'à décembre 1897, où le malade est pris de bronchite, enrouement. En mars, le 17, vu à la clinique de M. Moure. Diagnostic :

coryza atrophique, avec ozène accentué, surtout à droite. Pachydermie laryngée. Hémoptysie abondante le 11 mai.

Actuellement, le 8 août 1898, transpirations nocturnes. Bon appétit. Etat général pas mauvais. Enrouement. Toux. Expectoration. Ecoulement d'oreille à gauche. Pas de dysphagie.

Nez : coryza atrophique, avec ozène et croûtes, très accentué, surtout à droite. *Le malade déclare que déjà, à vingt et un ans, il a été soigné au Val-de-Grâce (fils de militaire, enfant de troupe), pour mauvaise odeur exhalée par le nez ; on lui faisait faire des irrigations nasales.*

Bouche : rien. Pas de décoloration. Pas d'amygdales.

Larynx : ulcérations, pertes de substance au niveau des cordes. Production polypiforme de la région inter-aryténoïdienne.

Poumons : tuberculose au deuxième degré, améliorée.

52. — Marie-Louise T..., dix-huit ans, tailleuse, venue il y a trois ans, pour coryza atrophique, avec ozène. Antécédents héréditaires, nuls. Pas de tuberculose.

La malade est dans cet état depuis quatre ans. A toussé avant de venir se faire soigner. Soignée depuis trois ans.

Nez : petit éperon à droite, élargissement des fosses nasales des deux côtés ; on aperçoit très largement le naso-pharynx des deux côtés.

Poumons et larynx ; rien. Conjonctivite. Etat général assez bon.

Sur 52 cas de coryzas ozénateux de date plus ou moins ancienne, que nous avons observés chez des sujets de tout âge, des deux sexes, nous avons relevé 2 cas de tuberculose avérée (les deux mêmes que nous indiquions plus haut sur les 34 coryzas atrophiques observés dans les laryngites bacillaires) ; 3 autres sont douteux et si les sujets ne sont pas franchement malades, ils paraissent susceptibles de le devenir. Leur état général n'est pas très bon.

La seule conclusion que nous puissions tirer de cette statistique c'est qu'il ne nous est pas permis d'affirmer qu'il existe une corrélation évidente entre la tuberculose pulmonaire et le coryza atrophique. Et ceci pour les raisons suivantes, c'est que d'abord notre statistique porte sur un nombre trop res-

treint de cas ; ensuite, si vraiment le coryza atrophique faci-
litait l'éclosion de la tuberculose dans les voies respiratoires
pour les raisons que l'on a invoquées, ce n'est pas 2 cas
avérés et 3 cas douteux pour 235 cas d'une part et 52 cas
d'autre part que l'on devrait retrouver, mais un bien plus
grand nombre, étant données les occasions de contagion qui
menacent les ozénateux aussi bien que chacun de nous.
A ce propos, il nous paraît intéressant, utile même de rappeler le fait suivant : Parmi les nombreux tuberculeux laryngés que nous avons eu l'occasion de voir, nous avons
soigné un individu marié depuis dix-sept ans et vivant constamment avec sa femme et sa fille. Or, il est resté tuberculeux pendant deux ans, et a fini par mourir de ses lésions
laryngées et pulmonaires. Bien entendu, comme toujours,
dans le milieu social où il vivait, il s'est gardé de prendre les
précautions indispensables pour éviter la dissémination du
bacille de Koch. D'autre part, sa femme et sa fille (voir Observations Cast. citées plus haut) étaient toutes les deux at-
teintes de coryza atrophique ozénateux ancien et nettement accusé. N'était-ce pas le cas ou jamais de voir éclore
deux autres tuberculoses ?

Il est vrai que la question de tuberculisation est plus com-
plexe. L'infection tuberculeuse ne se fait pas seulement
parce qu'une des défenses de l'organisme est altérée, il en
reste d'autres qui peuvent la suppléer. Il en existe, en effet,
au niveau du larynx, des bronches, des lobules pulmonaires même! Il y a de plus, la question de l'affaiblissement de
l'organisme, du mauvais état général, du surmenage, etc.

CONCLUSIONS

1° La cavité nasale ne paraît pas aussi complètement aseptique qu'on a bien voulu le dire, ainsi que tendent à l'établir nos recherches bactériologiques.

2° Malgré tout, par sa forme, par la constitution de sa muqueuse, le nez normal est une défense de l'organisme contre l'invasion microbienne par la voie aérienne.

3° Nous n'avons pas retrouvé le bacille tuberculeux dans les fosses nasales de sujets vivant depuis longtemps dans un milieu hospitalier.

4° Nous n'avons pas retrouvé non plus ce bacille dans certains coryzas qui pourraient être tuberculeux :

a) Coryzas qui précèdent l'apparition du lupus de la face;

b) Coryzas qui accompagnent le lupus de la fosse nasale elle-même ;

c) Coryzas des strumeux à tous les degrés ;

d) Coryzas muco-purulents chez une certaine catégorie de tuberculeux : laryngés, pulmonaires, etc.;

5° D'après nos recherches statistiques, le coryza atrophique ozénateux ne paraît pas, d'une façon évidente, favoriser l'infection tuberculeuse par inhalation, bien qu'il altère la muqueuse et amène l'élargissement des fosses nasales.

INDEX BIBLIOGRAPHIQUE

Arnozan. — *Archives d'ophtalm.*, 1891, no 6.

Audry. — Note sur l'importance primordiale du lupus des muqueuses (*Journal des maladies cutanées et syphilitiques*, décembre 1896).

Baurowicz. — Sur la tuberculose primitive de la muqueuse nasale (*Przeglad leh*, nos 24 et 25, 1895).

Brindel et Auché. — Bactériologie de l'ozène (Société française de laryngologie, d'ot. et de rhin., 1897).

Brindel. — Société d'Anatomie et de Physiologie de Bx, 1896 (*Journal de Médecine de Bordeaux*, no 18, 1896).

Bruck. — Rhinite atroph. Réponse au travail de Saenger. Des rapports entre l'élargissement anormal des fosses nasales et les affections des autres voies respiratoires (*Centralblatt f. innen med.*, no 23, 1898).

Boulay. — Traité des maladies de l'Enfance, t. III (Grancher-Comby-Marfan).

Boulay. — Pathologie générale de Bouchard, t. IV, p. 375-438.

Boutard. — Tuberculose des fosses nasales (Thèse Paris, 88-89).

Cadéal et Mallet. — Académie des Sciences, 12 décembre 1897.

Chabory. — De l'influence des affections nasales sur l'appareil respiratoire (Thèse Paris, 1892).

Chappel. — Les affections du nez et leurs rapports avec la médecine générale (*The laryngoscope*, vol. IV, no 3, mars 1898).

Charrin. — Les défenses naturelles de l'organisme. Leçons professées au Collège de France. Masson, 1898.

Claisse. — *Semaine Médicale*, 1893.

Clément. — Etude clinique sur le rapport des affections des fosses nasales avec les organes resp. inf. (Thèse Paris, 94-96).

Cornet. — Die prophylaxis der Tuberculose (*Berliner klinische Wochenschrift*, 25 mars 1889).

Coyne. — Traité d'anatomie pathologique, p. 630.

Debove. — Leçons sur la tuberculose parasitaire. Paris, 1884, p. 22.

DEGLAINE. — Bactériologie du naso-pharynx (Thèse de Paris, 1896).

DELETTI. — Sur les microbes des fosses nasales à l'état normal (*Archiv. ital. di laringolog.*, 1891).

DEMME. — Thèse Paris, 1877.

DIEULAFOY. — Séance de l'Académie de Médecine du 30 avril 1895.

DMOCHOWSKI. — Sur les affections secondaires de la cavité naso-pharyngienne chez les phtisiques (*Ziegler's Bech z. pathol. Anat.*, XVI, t. I, 1894).

FAUVEL. — De l'extrait physiologique naso-pharyngien et de son application au traitement de la tuberculose pulmonaire (*Gaz. des Hôpitaux*, nos 4 et 10).

FLETCHER INGALS. — Rapports entre les maladies du nez et la tuberculose pulmonaire (Congrès de Soc. méd. britannique, t. I, 3 sept. 1897; analys. *in Revue hebd. de laryngologie*, no 16, 16 avril 1898).

FRÈCHE et DUBREUILH. — *Annales de Dermatologie*, 1897.

GAREL. — Traitement et diagnostic des maladies du nez, t. 131.

GONZALÈS CAMPO. — *Annales des maladies de l'oreille*, 1897.

GOURC. — Amygdales de Meyer (Thèse Paris, 1897).

GRALLAN. — De l'antisepsie buccale et nasale (Thèse Paris, 1894).

GRELICHE. — Les infections d'origine nasale (Thèse Paris, 1894).

GOURDIAT. — Pseudo-néoplasme tuberculeux des fosses nasales (Thèse Lyon, 1897).

HEINDE. — Tuberculose du nez, du naso-pharynx et du pharynx (*Wien. klin. Wochens.*, p. 12, 1897).

HOMARD. — Bactériologie des rhinites et sinusites (*Gaz. degli ospitali*, 2 juin 1898, Analysé *in Annales des maladies de l'oreille*, no 1, 1899).

HOZIER. — Les affections du nez, cause des maladies des organes voisins et éloignés (*Australian Medical*, Congrès de Sydney, 1892).

JACQUES. — Ozène et sinusites (*Revue de laryngologie, otologie, rhinologie*, 19 août 1899).

JARVIS. — *New-York Medical Journal*, 1885.

JOULAIN. — De la respiration nasale (*Journal de Méd. de Paris*, 23 juin 1893).

JOUSSET. — Etude clinique sur le lupus primitif de la cloison des fosses nasales (*Revue hebd. de laryngol.*, no 48, 26 mars 1898).

KLEMPERER. — Bactériologie du nez (*Munch. med. Wochens.*, no 31, p. 750, 1899).

LARSANET. — Gomme tuberculeuse de la cloison nasale (*Annales de la polyclinique de Toulouse*).

Laurent. — De la rhinite purulente chronique des enfants. Congrès de Berlin, août 1890.

Laveran. — Traité des maladies et épidémies des armées, 1875, p. 312.

Leclerc. — Des moyens simples à employer pour guérir et éviter la tuberculose (Thèse de Paris, 1895-98).

Lermoyez. — Traité de Pathologie générale de Bouchard, t. IV, p. 375-438.

Lermoyez. — Traité des maladies de l'Enfance (Grancher, Comby, Marfan, etc., t. III, p. 748).

Malato. — Des micro-organismes pathogènes des fosses nasales normales et du pouvoir atténuant de la muqueuse nasale (*Arch. ital. di otol.*, vol. VI, fasc. 4, 1897).

Meneau et Frèche. — Société de dermatologie. De l'origine nasale du lupus de la face (26 avril 1897).

Moinel. — Essai sur le lupus scrofuleux des fosses nasales (Thèse de Paris, 1877).

Monari. — Bactériologie des fosses nasales à l'état physiologique (*Bollet. delle malatt. dell' orecchio.*, n° 12, 1898).

Moure. — Maladies des fosses nasales (Traité).

Moure. — Coryza atrophique et coryza hypertrophique, collection Charcot-Debove, 1897.

Netter. — Société anatomique, f. 1888.

Olympitis. — Tuberculose de la muqueuse nasale (Thèse de Paris, 1890).

Park et Wright. — Les microbes du nez à l'état normal (*Ann. des maladies de l'oreille*, n° 2, 1898).

Patin. — Début de la tuberculose pulmonaire, 1894-95.

Pelaez. — Quelques particularités anat. et phys. des cavités et du mucus nasal (*Revista de laryngol.*, n°s 144 et 145, 1897).

Pelletier (Le). — Prophylaxie et traitement de la tuberculose pulmonaire par les irrigations rétro-nasales (Thèse Paris, 1897).

Piaget. — Divers moyens de défense de la cavité nasale contre l'invasion microbienne (Thèse de Paris, 1896).

Plicque. — De la tub. des fosses nasales (*Annales des malad. de l'oreille.* décembre 1890).

Polyak. — Tuberculose nasale (*Med. new.*, 28 mars 1896).

Pluder. — *Arch. für. laryngol. in rhino.*, Bd IV, t. I, p. 118.

Pluder. — Tuberculose de la muqueuse nasale et de la cavité naso-pharyngienne (Soc. de méd. de Hambourg, séance du 22 octobre 1895; Anal. *in Deut. med. Wochens.*).

Raulin. — Etude sur le lupus primitif de la muqueuse nasale (Thèse Paris, 1889).

Riehl. — *Berliner klinische Wochenschrift.*

Ruault. — *In* thèse Boutard, 1889.

Rumbold. — La sécrétion nasale anormale et ses effets nocifs (*Saint-Louis med. and Surgic journ.*, no 5, 1896).

Saenger. — Des relations entre l'élargissement anormal des fosses nasales et les affections des autres voies respiratoires (*Centralbl. f. innere M.*, no 22 , 19 mars 1898).

Silberstein.— Contribution à l'étude de la tuberculose pulmonaire et du tissu lymphatique du pharynx (Dissert de Greiswald, 1898).

Straus. — *Archives de médecine expérimentale,* 1894.

Tardieu. — Thèse Paris, 1845.

Thomson. — Des micro-organismes dans le nez sain (*Arch. of otol.*, vol. XXIV, nos 3 et 4, 1895).

Thomson Saint-Clair. — L'antisepsie et les médications intra-nasales (5e Congrès international d'otologie de Florence, analysé *in Rev. hebd. de laryngol.*, no 3, 1896).

Thomson Saint-Clair. — Tuberculose primitive des fosses nasales (*Clin. soc. of London in British médic. journ et the Lancet*).

Thomson et Hewlet. — Les micro-organismes dans le nez sain (*Lancet,* 1er juin 1895).

Vansant. — Etude bactériologique du mucus nasal dans les affections chroniques du nez (*Revue de laryngolog* , t. I, 1898).

Vansant. — Etude sur les résultats des investigations bactériologiques sur la muqueuse pituitaire dans 100 cas de sécrétion nasale (*Journ. ann. med. assoc.*, 27 fév. 1897).

Wagner. — De l'immunité naturelle. XXe Congrès de l'association de laryngologie. Brooklyn, 16-18 mai 1898 (analysé *in Rev. hebd. de laryng.* no 43, 1898).

Wellis. — Relations entre le nez et les maladies de la peau (*New-York med. Journ.*, octobre 1898).

Willigk. — De la rareté de la tuberculose des narines (*Med. Record*, 20 juillet 1895).

Wurtz et Lermoyez. — Pouvoir bactéricide du mucus nasal (*Bull. Soc. biologie.*, 21 juillet 1893).

Bordeaux. — Imprimerie du Midi, P. Cassignol, 91, rue Porte-Dijeaux.